당뇨,
100문
100답

당뇨,
100문 100답

지은이 | 김태석 지음
펴낸이 | 배기순
펴낸곳 | 하남출판사

초판1쇄 발행 | 2017년 6월 15일
등록번호 | 제10-0221호

서울시 종로구 인사동7길 33, 남도B/D 302호
전화 (02)720-3211(代) | 팩스 (02)720-0312
홈페이지 http://www.hnp.co.kr
e-mail : hanamp@chollian.net, hanam@hnp.co.kr

ⓒ 김태석, 2017

ISBN 978-89-7534-235-6(13510)

※ 잘못된 책은 교환하여 드립니다.
※ 이 책의 무단전재와 무단복제를 금합니다.

당뇨, 100문 100답

Q & A

김태석 지음

하남출판사

저자의 말

당뇨로부터 해방되려면
느긋한 마음과 부지런함,
의지와 끈기뿐이다

    당뇨클럽 동호회 상담을 시작한지 18년을 보내며 느끼는 공통점이 하나 있습니다. 당뇨인들은 너무 편한 것만 찾는다는 것입니다.
    당뇨는 의사나 약으로 고치는 것이 아니라 본인이 스스로 노력하여 고치는 것인데도, 본인은 조금도 노력하지 않고 남에게 의존만 한다거나 약이나 식품으로 해결하려는 경향이 많습니다.
    또한 전체적인 관리를 하지 않고 부분적이고 지엽적인 문제에 매달려 시간과 돈을 낭비하고 있는 사람들이 너무나도 많습니다. 그런 마음으로는 결코 당뇨로부터 벗어날 수가 없습니다.
    당뇨는 끈질기고 잘 낫지도 않아 애간장을 태우기도 하지만 원인을 알고 잘 관리만 하면 감기보다 더 무서울 것도 없습니다. 복잡하고 어렵게 생각하지 말고 단순하고 간단하게, 쉬운 것부터 하나하나 풀어나가다 보면 요령이 터득되고 당뇨로부터 헤어날 수 있는 길이 보이게 됩니다.

그러려면 조급한 마음을 버리고 좀 느긋한 마음으로 기다리는 여유가 있어야 합니다. 조급한 마음은 당뇨를 더 악화시킬 뿐 당뇨해결에 아무런 도움이 되지 않습니다.

당뇨관리에 있어서 가장 중요한 것은 남의 도움이나 남의 말에만 너무 의존하지 말고, 터득한 지식을 토대로 하여 생활 속에서 본인이 스스로 마루타가 되어 이렇게도 해보고 저렇게도 해봐서 그 중에서 가장 효과적인 방법을 찾아야합니다.

사람마다 체질·연령·생활환경·생활습관·하는 일의 차이·생각의 차이 등이 서로 다르기 때문에 남에게 좋은 방법이 나에게도 꼭 좋다는 보장이 없습니다. 자기에게 맞는 방법은 본인이 스스로 찾아야합니다. 본인이 아닌 다른 사람들은 나에게 맞는 방법을 알 수가 없습니다. 의사도 모릅니다.

약이나 식품도 사람마다 나타나는 효과가 천차만별이기 때문에 자기에게 맞는 약과 식품을 찾으려면 직접 실험해보는 방법밖에 없습니다. 나에게 맞는 방법을 찾기 전에 먼저 해야 할 일은 당뇨에 대한 전문지식이 있어야 가능합니다. 터득한 그 지식을 바탕으로 해야 실험을 제대로 할 수가 있는데, 기초지식이 없으면 어떻게 해야 할지를 몰라 헤매게 됩니다.

그러려면 최소한 당뇨에 관한 전문서적을 10권 이상은 읽어야 어느 정도 감이 잡힙니다. 그 정도의 책을 읽어야 하는 까닭은 전문가라도 집필자마다 견해가 서로 다른 경우가 많기 때문에 여러 전문가들의 의견을 종합적으로 수렴하여 본인이 실험을 통하여 자기에게 맞는 것을 취사선택할 수 있기 때문입니다.

자신에게 맞는 방법을 찾는 것에 대해서는 필자가 쓴 책 《40주 완성 당뇨 정복(김태석 지음, 하남출판사 발행)》이나 〈당뇨클럽(www.hidang.com)〉을 읽어보시면 다소나마 참고가 될 것입니다.

여기서 한 가지 짚고 넘어가지 않을 수 없는 것은 시중에 당뇨에 좋다는 약과 식품이 너무나도 많이 유통되고 있다는 것입니다. 지푸라기라도 잡고 싶은 마음에 검증되지도 않은 과대선전에 유혹되어 이런 제품을 섭취했다가 나중에 후회하는 사례가 의외로 많습니다.

당뇨를 고치는 약과 식품은 세상 어디에도 없습니다. 당뇨관리에는 특별하고 별다른 방법이나 왕도(王道)가 없으며, 올바른 정도(正道)는 자연요법(생활요법)뿐입니다.

자연요법이란 돈 들이지 않고 일상생활 속에서 자연과 하나 되어 자연의 섭리대로 살아가는 요법인데, 이 자연요법도 해보면 결코 쉬운 것이 아닙니다. 그러나 이 방법 외에는 다른 방법이 없으므로 잘못된 생활습관부터 하나하나 고쳐나가다 보면 언젠가는 끈질기고 지겨운 당뇨로부터 해방되는 감격의 그날을 맞을 수 있을 것입니다.

자연요법을 생활화하기 위해 가져야 할 자세는, 느긋한 마음과 부지런함과 의지와 끈기가 절대적으로 필요합니다. 그렇지 않고서는 자연요법을 성공할 수가 없습니다. 독자 여러분들의 건승을 빕니다.

김태석

목차

저자의 말 당뇨로부터 해방되려면 느긋한 마음과 부지런함, 의지와 끈기뿐이다…4

당뇨에 관한 100문100답

Q. 01 당뇨와 당뇨병, 어느 것이 맞는 말인가?…14

Q. 02 당뇨는 유전되는가?…16

Q. 03 가족력도 없는데 왜 당뇨가 걸리는가?…18

Q. 04 후천적 요인으로는 어떤 것들이 있는가?…20

Q. 05 당뇨가 있으면 일찍 죽는가?…22

Q. 06 당뇨는 어느 날 갑자기 걸리기도 하는가?…24

Q. 07 인슐린이 정상으로 분비되어도 당뇨에 걸릴 수 있는가?…26

Q. 08 인슐린 분비 불량과 인슐린 저항성은 어떻게 다른가?…28

Q. 09 간과 신장이 나쁘면 당뇨에 걸릴 확률이 높다는데 사실인가?…30

Q. 10 물을 많이 마시고 화장실을 자주 가는데 혹시 당뇨인가?…32

Q. 11 설탕이나 단 음식을 많이 먹으면 당뇨에 걸리는가?…35

Q. 12 체중이 비만하고 당뇨가족력이 있으면 당뇨에 걸리는가?…37

Q. 13 당뇨증세가 있으면 무조건 당뇨인가?…39

Q. 14 1주일 전 혈당이 250mg/dℓ을 넘었는데 나도 당뇨인가?…41

Q. 15 어린 아이들도 당뇨에 걸리는가?…42

Q. 16 당뇨가 있는데 임신을 해도 되는가?…44

Q. 17 임신 때는 괜찮았는데 출산 후에 당뇨가 생긴 이유는 무엇일까?…45

Q. 18 인슐린을 맞다가 출산 후 먹는 약으로 바꾸어도 되는가?…46

Q. 19 당뇨는 불치병인가?…47

Q. 20 어떻게 하면 약 없이 당뇨를 고칠 수 있을까?…51

Q. 21 당뇨 약에는 어떤 것들이 있는가?…57

Q. 22 음식조절과 운동을 하지 않고 병원 약으로만 치료할 수는 없는가?…61

Q. 23 첨단 과학시대에 현대 의학으로도 당뇨는 못 고치는가?…63

Q. 24 고칠 수 없다면서 당뇨 약은 왜 먹는가?…65

Q. 25 수술로도 당뇨를 고칠 수는 없는가?…66

Q. 26 인슐린펌프로 당뇨를 완치할 수 있다는데 사실인가?…68

Q. 27 10년 내에 당뇨치료가 가능하다는데 사실인가?…70

Q. 28 당뇨에 한방치료와 양방치료 중에 어느 것이 더 좋은가?…72

Q. 29 당뇨 약은 평생 먹어야 한다는데 사실인가?…74

Q. 30 혈당수치가 얼마 이상이면 당뇨 약을 먹어야 하는가?…76

Q. 31 수치가 별로 높지 않은데 병원 약을 꼭 먹어야 하는가?…79

Q. 32 2형 당뇨에 인슐린주사를 맞는 이유는 무엇인가?…82

Q. 33 당뇨 약인 줄 알고 실수로 감기약을 먹었는데 괜찮을까?…84

Q. 34 유효기간이 지난 인슐린을 주사 맞아도 되는가?…85

Q. 35 아침에 잊어버리고 당뇨 약을 못 먹었는데 어떻게 하나?…86

Q. 36 당뇨 약을 먹었는데 혈당수치가 올라가는 것은 왜 그럴까?…87

Q. 37 혈당측정기를 살 때 참고할 사항은 무엇인가?…90

Q. 38 당뇨 10년 이상이면 누구나 합병증이 걸린다는데 사실인가?…92

Q. 39 당뇨와 합병증이 있을 때 어느 것부터 치료해야 하는가?…94

Q. 40 합병증만 없으면 음식조절과 운동을 좀 게을리 해도 되는가?…95

Q. 41 손발에 땀이 많은 수족다한증도 당뇨합병증인가?…97

Q. 42 당뇨합병증의 예방과 치료방법은 무엇인가?…100

Q. 43 당뇨·우울증·손발저림증을 어떻게 하면 고칠 수 있을까?…101

Q. 44 저혈당증이란 무엇인가?…105

Q. 45 당뇨가 없어도 저혈당증이 오는가?…108

Q. 46 저혈당을 막을 수 있는 방법은 없는가?…110

Q. 47 저혈당증 예방차원에서 간식을 먹어도 되는가?…112

Q. 48 식후에 왜 저혈당이 오는가?…113

Q. 49 고혈당과 저혈당이 반복되는 이유가 무엇인가?…115

Q. 50 소식을 하게 되면 저혈당이 오지 않는가?…118

Q. 51 아침식사 후에만 혈당이 높은 이유는 무엇인가?…122

Q. 52 아침 공복 혈당이 식후 혈당보다 높은 이유는 무엇인가?…124

Q. 53 춤추는 혈당수치를 어떻게 하면 잡을 수 있을까?…127

Q. 54 살을 빼면 혈당수치가 내려온다는데 사실인가?…130

Q. 55 속이 편해야 혈당도 잡힌다는데 왜 그런가?…132

Q. 56 밤에 일을 하고 낮에 잠을 자는 것은 당뇨에 해로운가?…135

Q. 57 스트레스가 어째서 혈당수치를 올리는가?…136

Q. 58 식이요법도 체질마다 달리해야 하는가?…138

Q. 59 당뇨에 좋은 음식엔 어떤 것들이 있는가?…140

Q. 60 당뇨에 좋은 차나 간식에는 어떤 것들이 있는가?…142

Q. 61 당뇨에 미량영양소 섭취가 그렇게 중요한가?…145

Q. 62 아연·크롬·셀레늄이 정말 당뇨에 좋은가?…148

Q. 63 당뇨에 좋은 영양제를 구입하려는데 어떤 것이 좋을까?…151

Q. 64 약은 적게 먹고 영양제를 많이 먹고 싶은데 어떤 것이 좋을까?…154

Q. 65 가루음식이 혈당수치를 올린다는데 왜 그런가?…156

Q. 66 소금은 무조건 적게 먹어야 하는가?…158

Q. 67 혈당수치가 정상으로 회복되면 마음대로 음식을 먹어도 되는가?…161

Q. 68 고지방 저탄수화물식단이 당뇨환자들에게도 해당되는가?…164

Q. 69 과일이 당뇨에 좋지 않다는데 먹으면 안 되는가?…167

Q. 70 술을 마시니 오히려 수치가 내려가는데 왜 그럴까?…170

Q. 71 미네랄워터가 과연 당뇨에 좋은가?…171

Q. 72 당뇨에 나쁜 음식은 먹고 싶어도 먹으면 안 되는가?…174

Q. 73 칼로리가 없는 아스파탐(인공감미료)은 먹어도 괜찮은가?…177

Q. 74 무가당 식품은 마음 놓고 먹어도 되는가?…179

Q. 75 GI수치(혈당지수)가 높은 식품은 먹으면 안 되는가?…180

Q. 76 당뇨에 감자는 안 좋은가?…192

Q. 77 당뇨에 고기를 먹으면 절대로 안 되는가?…194

Q. 78 당뇨에 좋은 돼지감자·여주·아로니아에 대하여……?…196

Q. 79 당뇨로 체중이 빠졌을 때 음식량을 늘리면 다시 살이 찌는가?…198

Q. 80 당뇨식단에서 조미료는 어떤 것이 좋은가?…200

Q. 81 심한 일을 하는데 그래도 별도로 운동을 해야 하는가?…202

Q. 82 당뇨에는 어떤 운동이 좋은가?…203

Q. 83 당뇨검사를 위해서는 꼭 입원을 해야 하는가?…206

Q. 84 소변검사로도 당뇨병을 알 수 있는가?…208

Q. 85 정상 혈당수치는 얼마인가?…209

Q. 86 혈당검사는 얼마나 자주 측정하는 것이 좋은가?…212

Q. 87 식후 혈당을 식후 2시간에 재는 이유는 무엇인가?…214

- Q. 88 혈당검사에서 식전검사와 공복검사는 어떻게 다른가?…216
- Q. 89 식후 2시간은 식사 시작부터인가 식사가 끝나고부터인가?…217
- Q. 90 당뇨환자에게 혈당수치 조절목표는 얼마인가?…219
- Q. 91 당화혈색소(HbA1c)수치란 무엇인가?…221
- Q. 92 당화혈색소수치와 혈당수치는 정비례하는가?…224
- Q. 93 C-Peptide수치란 무엇인가?…226
- Q. 94 케톤산혈증이란 무엇인가?…227
- Q. 95 밀월기간이란 무엇인가?…228
- Q. 96 당뇨를 예방하려면 어떻게 하면 되는가?…230
- Q. 97 당뇨에 걸리면 어떤 증상들이 나타나는가?…231
- Q. 98 당뇨의 종류는 몇 가지가 있는가?…233
- Q. 99 음주·흡연이 당뇨에 어떤 영향을 미치는가?…236
- Q. 100 당뇨가 있으면 군에 입대할 수 없는가?…241

40주 완성 당뇨 정복 체험기 : 암흑에서 빛을 찾다

- ■ 저자의 〈40주 완성 당뇨 정복〉 체험기…246
- ■ 저자의 정심요법 실천요약…256
- ■ 저자의 식이요법 실천요약…262
- ■ 저자의 운동요법 실천요약…268
- ■ 저자의 기혈요법 실천요약…271

당뇨에 관한 100문 100답

Q & A

Q. 01 당뇨와 당뇨병, 어느 것이 맞는 말인가?

할머님께서 당뇨로 고생하시고 계셔서 당뇨에 대한 공부를 하고 있는데 어떤 사람들은 당뇨라고 하고, 어떤 사람들은 당뇨병이라고도 하는데 헷갈립니다. 당뇨와 당뇨병이 서로 다른 말인가요? 다르다면 그 차이가 무엇일까요?

서로 다르다면 어떻게 다른지에 대해서 알려 주시고, 같은 말이라면 왜 용어를 통일하지 않고 그렇게 쓰고 있는지에 대해서도 알려 주시면 고맙겠습니다.

A. 01
현대의학에서 사용하고 있는 학술적인 용어로 봤을 때는 당뇨와 당뇨병은 완전히 다릅니다.

당뇨(糖尿)란 글자 그대로 '엿(당) 糖' 자에 '오줌 尿' 자를 써서, 소변(오줌)에 당분이 섞여 나오는 하나의 증상을 말하는 것으로서, 당뇨는 질병이 아니라는 것입니다.

그러나 당뇨병이란, 증상이 있건 없건 상관없이 혈당수치가 기준치 이상으로 높게 나오면 당뇨에 병(病)자를 붙여서 질병으로 간주하는 것입니다. 즉, 당뇨는 증상일 뿐 질병이 아니라는 것이고, 당뇨병은 혈당수치가 표준치 이내로 안정이 안 되는 질병이라는 것입니다.

현대의학에서는 당뇨병의 증상이 있어도 혈당수치가 정상이면 당뇨병으로 간주하지 않고, 증상이 없어도 혈당수치가 높으면 당뇨병으로 간주합니다.

이렇게 의학계에서는 당뇨와 당뇨병의 용어를 엄격히 구분하고 있습니다. 그러나 자연주의를 주장하는 대체의학 쪽에서는 당뇨는 신진대사불량으로 인한 신체의 이상반응 현상이지, 질병이 아니라는 견해에서 당뇨병이라는 '병' 자가 들어간 용어를 잘 쓰지 않고 당뇨라고 흔히 말합니다.

또한 당뇨인들도 몹쓸 불치병이라는 병(病)자를 굳이 넣고 싶지 않은 일말의 자기 위안에서 '병' 자를 빼고 당뇨라고 부르는 것 같습니다. 그래서 일반적으로는 거의 대부분의 사람들이 당뇨와 당뇨병을 구분 없이 같은 뜻으로 공용하고 있습니다.

용어를 가지고 굳이 옳고 그름을 가리기보다는, 주말이나 토요일이나 같은 뜻으로 공용되고 있듯, 당뇨와 당뇨병도 같은 뜻으로 사용해도 큰 무리는 없으리라 생각됩니다.

Q. 02 당뇨는 유전되는가?

외할머니께서는 당뇨가 있으시고 어머니께서는 당뇨와 고혈압, 둘 다 가지고 계십니다. 그래서 의사선생님이 저도 유전성으로 볼 때 당뇨나 고혈압이 생길 확률이 높다고 조심하라고 합니다. 정말 저도 당뇨가 올 수 있는 걸까요? 그렇다면 저 같은 경우에 당뇨의 유전성은 얼마나 될까요?

A. 02
우리 몸에 유전되지 않는 것은 별로 없는 것 같습니다.

체질 · IQ · DNA · 수명 · 성격 · 신장 · 체중 · 체격 · 피부색깔 · 목소리 · 걸음걸이 · 건강과 질병과의 관계 · 신체 장기의 강한 부분과 취약한 부분 등……. 어느 것 하나 닮지 않는 것이 없는 것 같습니다.

닮는다는 것은 곧 유전성이거든요? 그 예로 국내 유명 굴지의 재벌회사의 창업주와 그 후손들, 그리고 이북 김일성 직계 가족들의 수명 · 건강 · 질병의 종류를 살펴보면 확연히 알 수가 있습니다. 그 사람들이 뭐가 부족해서 남보다 그렇게 길지 않은 삶을 마감했겠어요? 또 예체능계의 이름 있는 스타들을 보더라도 가족력의 유전성으로 그 후손들이 재능과 소질(끼)이 두드러지게 뛰어나는 경우가 허다하잖아요?

외할머님과 어머님께서 당뇨가 있으시다면 유전성은 있습니다. 그러나 유전성이 있다고 해서 그 자녀에게 모두 유전되는 것은 아닙니다.

학회의 통계자료는 다음과 같습니다.

부모의 당뇨 유무 여부	당뇨에 걸릴 확률(%)
양쪽 부모 모두 당뇨가 있는 경우	약 60% 정도
한쪽 부모만 당뇨가 있는 경우	약 30% 정도
양쪽 부모 모두 당뇨가 없는 경우	약 10% 정도

이 자료로 봤을 때 질문자님의 경우는 부계 쪽은 당뇨가 없고, 외할머님·어머님 두 분 다 모계 쪽이므로 한쪽 부모만 당뇨가 있는 경우에 해당되므로 자녀에게 당뇨가 걸릴 확률은 30%로 보면 되겠습니다.

이 자료를 보면 선천적 요인이 있더라도 후천적 요인을 피하면 당뇨에 걸리지 않을 수가 있고, 반대로 선천적 요인이 없더라도 후천적으로 절제되지 못한 생활을 한다면 당뇨를 막을 수가 없을 수도 있다는 것입니다.

즉, 선천적인 유전성도 크게 작용하고 있지만, 후천적인 생활환경과 생활습관·식사습관 등이 당뇨를 부를 수 있는 요인으로 크게 작용할 수도 있다는 것을 간과해서는 안 됩니다.

Q. 03 가족력도 없는데 왜 당뇨가 걸리는가?

우리 아빠 연세가 50세도 되지 않으셨는데, 당뇨로 약을 드신지 5년이 넘었습니다. 약을 5년 이상 복용하고 계시지만 술과 담배를 많이 하시고 식사를 제대로 안하셔서 그런지 고혈압·지방간으로 합병증까지 와서 걱정이 많습니다.

여러 가지 치료방법을 알아보고 있지만 궁금한 것은 친가나 외가 쪽으로도 당뇨가 있는 사람이 없고 연세도 많지 않으신데 왜 당뇨가 걸린 것일까요? 너무 속상하고 답답합니다.

A. 03

당뇨가 오는 신체적인 원인으로는 두 가지가 있는데, 한 가지는 췌장에서 인슐린분비가 저조하거나 분비되지 않아 생기는 인슐린 부족형 당뇨가 있고, 다른 한 가지는 인슐린은 정상으로 분비되는데 세포에서 인슐린의 수용을 거부하는 인슐린저항성 당뇨가 있습니다.

인체는 대 내외적으로 늘 환경의 변화를 받고 있지만 신체의 기능이 항상 일정하게 유지되는 것은 체내에 있는 항상성 때문입니다.

항상성은 자율신경계와 호르몬계의 자동조절시스템에 의해서 체내의 모든 장기와 조직의 전체적인 기능이 컴퓨터보다도 더 정교하게 이루어지고 조절되는 것입니다. 이때 이 자동조절시스템이 고장이 나면 혈당수치의 자동조절이 되지 않아 당뇨가 오는 것입니다. 그래서 당뇨는 가족력이 없고 연세가 많지 않아도 남녀노소 누구나 걸릴 수 있습니다.

당뇨가 오는 생활적인 요인으로는 크게 선천적(유전적) 요인과 후천적(습관적) 요인이 있는데, 두 가지 모두가 복합된 경우도 있고 한 가지 요인만으로도 당뇨가 올 수 있습니다. 선천적 요인은 유전성을 말하는 것이며, 후천적 요인은 지구환경의 변화와 개인생활 속에서의 습관성을 말하는 것입니다.

지구환경 변화로는 공기오염ㆍ토양오염ㆍ식품오염ㆍ물오염 등이 있으며, 개인 생활습관으로는 과도한 스트레스(40%), 잘못된 식습관으로 체내 유해독소 축적과 영양불균형(30%), 운동부족(15%), 불규칙한 생활습관으로 인한 심한 피로와 과로ㆍ비만ㆍ틀어진 골격ㆍ약물남용이나 장기복용ㆍ호르몬 분비이상ㆍ바이러스 침입 등의 생활적 요인(15%)이 있습니다.

유전적 요인이 있다고 해서 누구나 당뇨가 걸리는 것은 아닙니다. 당뇨가 걸릴 확률은 양쪽 부모 모두 당뇨가 있는 경우 약 60%, 한쪽 부모만 당뇨가 있는 경우 약 30%인데, 양쪽 부모 모두 당뇨가 없는 경우에도 약 10%가 당뇨에 걸린다고 합니다.

이 통계로 봤을 때 가족력이 없어도 후천적인 요인으로 당뇨가 걸릴 수 있다는 것입니다. 선천적 요인이야 어쩔 수 없지만, 후천적 요인은 유비무환의 자세로 미리미리 조심을 하여 올바른 생활습관을 들이거나, 지금까지 바르지 못한 생활습관을 고친다면 소 잃고 외양간 고치는 일은 없을 것입니다. 그 잘못된 습관을 바로 잡기만 하면 당뇨가 오지 않은 사람은 당뇨를 예방할 수가 있을 것이고, 이미 당뇨가 온 사람도 당뇨가 많이 좋아질 것입니다.

Q. 04 후천적 요인으로는 어떤 것들이 있는가?

지난 달에 직장 신체검사에서 공복 혈당수치 135mg/dℓ로 당뇨판정을 받았습니다. 집안에 가족력도 없고 나이도 32세로 아직 젊은데 왜 당뇨가 걸린 것인지 궁금합니다. 인터넷을 검색해보니 가족력이 없어도 후천적 요인으로 당뇨가 온다는 것을 알았습니다.

직장에서 하는 일이 영업직이라 생활이 좀 불규칙하기는 한데 후천적 요인이라면 어떤 것들이 있는지요? 좀 더 자세한 것을 알고 싶습니다. 병원 약은 한 달째 먹고 있는데 어느 정도 먹으면 치료가 될까요?

A. 04

> 후천적 요인으로는 과도한 스트레스와 심한 피로 · 체내 유해독소 축적과 영양불균형 · 운동부족 · 불규칙한 생활습관과 틀어진 골격 등으로 발병되지만, 부신피질 호르몬제 · 갑상선 호르몬제 · 뇌하수체 호르몬제 · 경구용 피임약 · 스테로이드제제 · 소염진통제 · 혈압강하제 · 이뇨제 등의 약물남용이나 장기복용도 당뇨를 유발시킬 수 있으며, 호르몬의 분비 이상 · 임신 · 외과적 대수술 · 노화현상 · 바이러스 등 다양한 요인으로 당뇨가 올 수 있습니다.

병원 약을 어느 정도 먹으면 치료되느냐고 하셨는데 당뇨는 세균에 의한 세균성질환이 아니라 대사 장애로 인한 대사성질환이기 때문에 병원 약으로는 당뇨가 치료되지 않습니다.

병원 약은 혈당수치가 높으면 합병증의 위험이 있으니 그 위험을 예방하기 위해 혈당수치만 내리게 하는 약일뿐, 당뇨를 치료하는 것은 자연요법(음식조절과 운동 등)입니다.

그 정도 수치에서는 당뇨초기이고 연령도 아직 젊기 때문에, 당질대사가 원활하게 이루어질 수 있도록 생활습관을 올바르게 하고 위에 열거한 후천적 요인을 해소한다면 병원 약 먹지 않고도 충분히 관리할 수가 있겠습니다.

Q. 05 당뇨가 있으면 일찍 죽는가?

당뇨에 걸리면 오래 살지 못하고 일찍 죽는다는데 그게 사실일까요? 고3으로 아직 나이도 어린데 1형 당뇨가 있어 오래 살지 못 한다니 너무너무 무섭고 겁이 납니다. 당뇨가 있어도 오래 살려면 어떻게 하면 될까요?

A. 05
당뇨가 있다고 누구나 다 일찍 죽는 것은 아닙니다.

당뇨관리를 제대로 하지 못하여 고혈당·저혈당이 오래 지속된 사람들은 면역력 저하로 각종 합병증이 발병되어 그 합병증으로 인해 타고난 수명을 다하지 못하고 일찍 생명을 잃는 경우는 있습니다.

그러나 1형이든 2형이든 관리만 잘 하면 당뇨가 없는 사람들보다 더 건강하게 더 오래 살 수도 있습니다. 당뇨가 없는 사람들은 자신의 건강을 과신하여 무절제한 생활을 하지만, 당뇨가 있는 사람들은 매사를 무리하지 않게 절제하며 생활하기 때문입니다.

그러므로 겁을 먹거나 미리 포기하는 일은 절대로 없어야겠으며, 보다 긍정적인 자세로 희망과 용기를 가지고 이겨내면, 당뇨는 공포의 대상이 아니라 오히려 전화위복의 좋은 기회가 될 수도 있습니다.

당뇨 자체로는 죽지 않습니다. 관리만 제대로 한다면 당뇨와 수명과는 아무 관계가 없습니다. 당뇨가 있어도 관리를 잘하여 80세 이상 장수하는 사람들은 얼마든지 많습니다.

오래 살 수 있는 방법으로는 철저한 자기관리로 혈당수치를 정상범위에서 벗어나지 않도록 하여 합병증을 막아야 합니다. 그러려면 스트레스와 과로를 피하고 올바른 식사습관과 운동을 꾸준히 하며 규칙적인 생활습관을 길러야 합니다. 합병증만 예방한다면 당뇨가 있어도 오래도록 장수할 수가 있으므로 겁먹지 말고 희망과 용기를 가지고 꿋꿋하게 이겨내 꿈을 이루기를 바랍니다.

생활습관과 음식습관을 불규칙하게 당뇨관리를 제대로 하지 않으면 암보다 더 무섭고 지겨운 것이 당뇨이며, 올바른 생활습관으로 자연요법을 제대로만 지킨다면 감기만도 못한 것이 또한 당뇨입니다.

Q. 06 당뇨는 어느 날 갑자기 걸리기도 하는가?

33세의 건장한 남자 보디빌더입니다. 지금까지 근육운동으로 단련된 몸이라 어떤 신체검사에서도 이상이 없었는데 한 달 전부터 갈증이 심하여 물을 많이 먹게 되고 약간 피로감이 있으며 체중이 3kg이나 빠졌습니다.

갈증과 다음 · 만성피로 · 체중감소 외에는 별다른 변화가 없는데 주위에서 자꾸 당뇨검사를 해보라고 해서 어제 병원에 가서 혈당검사를 했더니 316mg/dl이 나왔는데 의사선생님은 당뇨라고 합니다.

수치가 너무 높아 당화혈색소 검사를 하라고 해서 또 검사를 했더니 7.9%가 나왔습니다.

이 정도 수치면 지금부터 당장 약을 먹어야한다며 한 달분의 약을 처방 받았습니다. 너무 갑작스런 일이라 당황스럽습니다.

집안에 당뇨를 앓고 있는 사람도 없는데 당뇨가 이렇게 갑자기 오는 경우도 있는 겁니까? 어떻게 해야 할지 도대체 정리가 안 되고 멍하기만 합니다. 그 말을 듣고 나니 힘이 빠져 운동도 하기 싫고 의욕이 떨어집니다. 어떻게 하면 될까요? 방법이 없을까요?

A. 06

세균성 질환은 갑자기 걸릴 수 있지만 당뇨 등 대사성 질환은 갑자기 걸리는 경우가 없습니다.

자신도 모르게 내면적으로 진행되어 오다가 3~10년 뒤에 수치상으로, 또는 증상으로 나타나는 것입니다.

가족 중에 당뇨가 있으면 유전적인 요인이 큽니다만 가족력이 없어도 생활습관·식습관 등의 후천적인 요인으로 당뇨가 걸리는 경우가 많습니다. 당뇨는 가족력이 없어도 연세가 많지 않아도 걸릴 수 있습니다.

혈당 수치 316mg/dℓ · 당화혈색소 7.9%라면 이미 중증(中症)으로 진행된 상태입니다. 그 정도의 수치에서는 200mg/dℓ 이하로 수치가 내려올 때까지 당뇨 약을 먹는 것이 맞습니다.

당황하시겠지만 이미 온 당뇨입니다. 현실을 받아드리고 관리를 철저히 하는 수밖에 없습니다. 먼저 당뇨 공부부터 하시기 바랍니다. 당뇨는 약이나 의사가 고치는 것이 아닙니다. 당뇨는 본인이 스스로 노력하여 고치는 것인데, 그러려면 당뇨에 대한 상식이 풍부해야 고칠 수 있습니다.

당뇨 관련서적을 최소한 10권 이상은 읽어야합니다. 그러면 당뇨가 무엇이며 어떻게 관리하면 되는지에 대해 어느 정도 감이 잡힙니다. 너무 겁을 먹거나 좌절할 필요는 없습니다.

당뇨는 잘 낫지도 않고 관리가 힘들기는 하지만, 어느 정도 관리를 하다 보면 당뇨가 나를 새로운 사람으로 만들어 주는 인생의 스승이 될 수도 있습니다. 그래서 저는 당뇨관리를 하면서 힘이 들 때마다 "나를 새사람으로 만들어 준 스승인데, 당뇨를 이렇게 하대(下待)를 하면 안 되지."하고 마음을 다잡기도 합니다.

힘이 빠지고 의욕이 떨어지면 당뇨에 지고 맙니다. 당뇨에 끌려 다니면 더 힘이 빠지게 되므로 당당히 맞서 당뇨를 끌고 다녀야 합니다. 힘내시고 굳은 의지로 이겨내시기 바랍니다.

> **Q. 07** 인슐린이 정상으로 분비되어도 당뇨에 걸릴 수 있는가?

물을 많이 마시고 소변을 자주 보며 만성피로가 계속되어 당뇨증상인 것 같아 지난주에 혈당검사를 하였습니다. 씨펩타이드 검사도 했는데 2.6ng/㎖으로 췌장에서 인슐린 분비는 정상으로 된다고 합니다.

그런데 당화혈색소 6.7%·공복혈당 142mg/dℓ로 2형 당뇨라고 합니다. 췌장에서 인슐린이 정상적으로 분비되는데도 당뇨에 걸릴 수가 있을까요? 인슐린이 부족해야 당뇨가 걸리는 것 아닐까요?

췌장에서 인슐린이 정상적으로 분비된다면 인슐린이 충분할 텐데 인슐린이 충분하면 당뇨에 걸리지 않는 것 아닐까요? 그런데 왜 당뇨가 걸릴까요?

A. 07

> 흔히들 당뇨는 췌장에서 인슐린 분비가 불량해서 걸리는 것으로 생각하고 있는데, 췌장이 나쁘면 인슐린 분비가 불량하여 당뇨가 오는 경우도 있지만, 당뇨는 췌장 한 가지만 나빠서 생기는 것이 아닙니다.

신체 오장육부의 대사활동 전반이 불량하여 피가 탁해지고 혈관기능이 저하되며 면역력이 약해져 몸 전체의 조화와 균형이 깨졌을 때 오는 것입니다.

췌장에서 인슐린이 정상적으로 분비되더라도 세포에서 그 인슐린을 수용하지 못하면 그로인해 당뇨가 오기도 합니다. 이것을 인슐린 저항성 당뇨라고 하는데, 2형 당뇨 중에서 약 70%가 인슐린 저항성 당뇨입니다.

즉, 인슐린이 정상적으로 분비되어도 인슐린 저항성으로 인해 당뇨가 오기도 하고, 세포에서 정상적으로 인슐린을 수용하더라도 췌장에서 인슐린 분비가 불량하면 인슐린 부족으로 당뇨가 오기도 합니다.

이렇게 당뇨가 오는 원인은 두 가지로 한 가지는 인슐린이 부족해서 오는 경우가 있고, 다른 한 가지는 인슐린 저항성으로 인해 당뇨가 오는 경우도 있습니다.

Q. 08 인슐린 분비 불량과 인슐린 저항성은 어떻게 다른가?

35세의 젊은 나이인데 당뇨가 걸렸습니다. 1주일쯤 됐는데 열심히 당뇨공부를 하고 있는 중입니다. 그 중에서 인슐린 분비불량과 인슐린 저항성에 대해서 이해가 잘 안 됩니다.

전문적인 용어 말고 초보자들도 알 수 있게 좀 쉽게 설명해 주시면 좋겠습니다. 그리고 인슐린 수용체가 줄어든다는 말은 무슨 뜻일까요?

A. 08

> 사람이 생명을 유지하고 활동하려면 에너지가 필요한데, 이 에너지를 만드는 가장 중요한 영양소가 포도당입니다.

우리가 섭취한 음식물 중의 당분은 췌장에서 분비되는 소화효소에 의해 포도당으로 바뀌어 혈액 내로 들어갑니다. 그 후 췌장에서 분비되는 인슐린에 의해 혈액 속에 있는 포도당이 인체의 구석구석 각 세포로 운반되어 에너지로 사용됩니다.

췌장은 소화효소 · 인슐린 · 글루카곤을 분비하는 장기로서, 혈당이 높을 때는 인슐린을 분비시켜 혈당을 내리는 작용을 하고, 혈당이 낮을 때는 글루카곤을 분비시켜 혈당을 올리는 작용을 하여 혈중 포도당 농도를 항상 일정하게 유지시켜 주는 역할을 합니다.

이때 췌장에서 분비된 글루카곤은 간에서 포도당으로 분해됩니다. 이렇게 포도당이 세포내로 들어가 에너지로 활용되는 과정을 연소 작업에 비유를 한다면, 화물차(인슐린)에 장작(포도당)과 불쏘시개(각종 비타민과 미네랄)·불씨(효소)·산소를 싣고 장작을 태울 연소장(세포)으로 갑니다.

이때 장작과 불쏘시개를 실은 화물차(인슐린)가 연소장(세포)에 도착을 하면 정문의 수위(세포막에 존재하는 인슐린 수용체)가 정문을 열어줍니다. 이렇게 하여 정문을 통과한 화물차(인슐린)가 연소장(세포) 내부에 있는 작업실(미토콘드리아)에서 장작(포도당)과 불쏘시개(각종 비타민과 미네랄)·불씨(효소)·산소를 이용하여 불을 태워서 에너지로 사용하는 것입니다.

이때 췌장에서 인슐린(화물차) 분비가 불량하여 세포(연소장) 내로 필요한 포도당(장작)을 원활하게 공급하지 못하여 생기는 당뇨를 '인슐린 부족형 당뇨' 라고 합니다.

'인슐린 저항성 당뇨' 는 췌장에서 인슐린이 정상으로 분비되어 인슐린(화물차)은 많은데, 분비된 인슐린이 제 기능과 역할을 다하지 못하는 부실한 인슐린(고장난 화물차)이거나, 세포막의 인슐린 수용체(정문의 수위)가 인슐린(화물차)을 거부하여 세포(연소장) 내로 필요한 포도당(장작)을 원활하게 공급하지 못하여 생기는 당뇨를 말하는 것입니다.

인슐린 수용체라는 것은 세포막의 문을 열어줘야 하는 세포막의 문지기로서, 이 수용체가 인슐린을 수용하여 세포의 문을 열어줘야 포도당이 세포내로 들어갈 수가 있는데, 이때 인슐린 수용체가 인슐린의 수용을 거부(저항)하여 포도당이 세포내로 들어가지 못하면 당뇨가 발생되는 것입니다. 인슐린 수용체가 줄어드는 이유는 여러 가지가 있지만 그 중에서 미네랄 영양소 크롬이 부족하여 생기는 경우가 가장 많습니다.

Q. 09 간과 신장이 나쁘면 당뇨에 걸릴 확률이 높다는데 사실인가?

과거 직장생활을 할 때 술을 많이 먹어야하는 영업직에 10여년을 종사하다 보니 간이 많이 나빠졌습니다. 그런데 금년 초 종합검사에서 간도 정상수치가 아니지만 신장도 좀 나쁘다고 하며, 당뇨도 조심을 하는 것이 좋겠다고 합니다.

아직 약을 먹을 단계는 아니지만 간과 신장이 나쁘면 당뇨에 걸릴 확률이 높다고 조심하라고 하는데 이것이 사실일까요? 간과 신장이 당뇨와 어떤 연관성이 있을까요?

A. 09

그렇습니다. 췌장 · 신장 · 간장은 실과 바늘처럼 서로 밀접한 유기적인 관계를 유지하고 있어 당뇨와의 관련성이 매우 큽니다.

이 중에서 어느 한 가지라도 손상을 입는다면 연쇄적으로 다른 장기도 나빠져 당뇨로 이어질 가능성이 매우 높습니다.

이렇게 당뇨가 발병되어 합병증이 심해지면 생명을 잃을 수도 있는 '무언의 살인자'가 당뇨입니다. 기초적인 당뇨공부를 꼭 하시기를 권유합니다. 당뇨는 의사나 약이 고치는 것이 아니라 본인이 스스로 노력하여 고쳐야하는 것이기 때문입니다.

기계의 전체 톱니바퀴가 돌아가려면 하나의 톱니바퀴라도 고장이 나면 전체의 톱니바퀴가 모두 멈추듯, 우리 인체도 장기와 조직에 하나라도 이상이 생기면 전체적인 조화에 균형이 무너져 각종 질병이 발병될 수 있습니다. 그래서 당뇨를 치료하기 위해서는 어느 한 부분만 다스리지 말고 관련된 장기 전체를 다스려야 합니다.

췌장은 신진대사에 절대적으로 필요한 소화효소 · 인슐린 · 글루카곤을 생산하는 일을 담당하고 있습니다.

소화효소는 섭취한 음식물을 소화시키는 일을 하고, 인슐린은 소화된 음식물로 혈당수치가 높아지면 혈당수치를 낮추어 주며, 글루카곤은 음식 섭취 시간이 오래되어 혈당수치가 낮아지면 혈당수치를 높여줍니다.

간장은 각종 유해물질을 해독하고 분해하는 일을 하지만, 췌장이 고장이 나서 인슐린을 제대로 생산하지 못하여 혈당수치가 높아지면 체내에 있는 단백질과 지방을 분해하여 인슐린으로 만들어서 혈액으로 공급하여 높은 혈당수치를 낮춰주는 일을 하기도 합니다.

신장에서는 각종 노폐물과 불순물을 걸러내 체내 환경을 청소하여 피를 맑고 깨끗하게 해 주는 역할을 합니다.

이렇게 보면 췌장은 우리 몸의 신진대사에 필요한 도구를 생산하는 재료 공장이고, 간장은 분해와 해독을 처리하는 화학공장이며, 신장은 환경과 청소를 담당하는 청소공장이라고 생각하면 됩니다. 그렇다면 췌장과 간장과 신장이 튼튼하면 당뇨에 걸릴 확률이 적다고 볼 수 있습니다.

Q. 10 물을 많이 마시고 화장실을 자주 가는데 혹시 당뇨인가?

아버지가 당뇨가 있으신데 늘 피곤해 하시고 물도 많이 마시며 체중도 많이 빠지셨습니다.

그런데 저(고2 여학생)도 얼마 전부터 자꾸만 피로하고 물도 많이 마시며 소변에 거품도 있고 화장실 출입도 잦아 집에 있는 아버지 혈당측정기로 아침에 일어나자마자 바로 혈당검사를 해봤는데 공복수치가 97mg/dℓ이 나왔습니다. 그 다음 며칠 뒤에 다시 측정해 봤더니 95mg/dℓ가 나왔습니다.

그러잖아도 비만이라 걱정이 많은데 당뇨까지 오면 어쩌나 불안합니다. 마음이 혼란스럽고 걱정이 되어 그 뒤로도 여러 번 측정을 해봤는데 수치가 일정하지가 않고 80대에서 100까지 들쭉날쭉 하는데 왜 그럴까요? 신경을 쓰니 겁도 나고 학교공부도 혼란스럽고 집중이 안 됩니다. 물을 많이 마시고 비만이면 당뇨가 맞는 걸까요? 어떻게 하면 좋을까요? 이 정도 수치면 혹시 저도 당뇨일까요? 당뇨발이랑 당뇨망막증이 무섭다는데 걸리면 어떻게 하죠? 도와주시면 고맙겠습니다.

A. 10

물을 많이 마시고 피로가 심한 것은 당뇨의 대표적인 증상이며, 과체중이면 당뇨에 걸릴 확률은 높습니다.

그러나 과체중에 물을 많이 마시고 소변을 자주 본다고 해서 누구나 당뇨라고 말할 수는 없습니다.

당뇨는 오직 혈당수치로서만 판정을 하는데, 공복혈당 100mg/dl 미만이면 당뇨가 아니고 공복혈당 126mg/dl 이상이라야 당뇨라고 합니다. 95~97mg/dl라면 지극히 정상수치입니다.

너무 과민반응인 것 같습니다. 비만이면 당뇨가 올 확률이 높다는 것이지 비만이라고 꼭 당뇨가 오는 것은 아닙니다. 비만인 사람도 당뇨 없이 사는 사람들이 많고, 마른 체형도 당뇨가 있는 사람들이 얼마든지 있습니다.

오지도 않은 당뇨걱정으로 자꾸 신경을 빼앗기면 없는 병도 생기는 법이고 생활에 조금도 도움이 되지 않습니다. 소모적인 것으로 신경 쓰지 말고 긍정적·낙천적으로 그냥 지나치면 있는 병도 저절로 사라지는 법인데 생산적이고 희망적인 쪽으로 생각을 돌리는 것이 좋겠습니다. 고2라면 공부하는 것만으로도 머리가 터져 나갈 텐데 걸리지도 않은 당뇨발과 당뇨망막증 걱정은 전혀 무의미한 시간낭비입니다.

우리 몸에는 바이오리듬이라는 것이 있습니다. 이 바이오리듬에 따라 컨디션이 좋을 때가 있고 나쁠 때도 있습니다. 이렇듯 혈당수치도 그날의 컨디션에 따라 조금 올라가기도 하고 낮아질 수도 있습니다. 그 정도는 정상수치이므로 수치변화에는 신경 쓰시지 말고, 혈당검사도 자주 하지 않는 것이 좋습니다. 자꾸 혈당검사를 하면 유유상종(類類相從)의 법칙에 따라 없는 당뇨가 생길 수도 있습니다.

세상만사는 모두가 끼리끼리 모이는 것(유유상종)입니다. 농사일을 하는 사람은 농부끼리 만나고, 군인은 군인끼리 만나며, 기업가는 기업가끼리, 정치가는 정치가끼리, 법률가는 법률가끼리 만납니다. 학생은 학생끼리, 노인은 노인끼리, 환자는 환자끼리, 건강한 사람은 건강한 사람끼리, 운동선수는 운동선수끼리, 예술인은 예술인끼리, 재벌들은 재벌끼리, 서민은 서민끼리 어디를 봐도 끼리끼리 놉니다.

  항상 좋은 쪽으로만 생각하면 좋은 일만 생기고, 건강한 쪽만 생각하면 건강하게 되며, 질병을 걱정하면 진짜 병이 생기는 것이 유유상종의 법칙입니다.

  필요 없는 걱정은 시간낭비 · 체력낭비로 앞으로의 장래에 희망을 갉아먹는 걸림돌이 되므로 쓸데없는 걱정일랑 지워버리고, 밝고 명랑한 학생으로 학업에 매진하여 소망하는 꿈을 꼭 이루기를 바랍니다.

  다만 체중은 좀 줄였으면 좋겠습니다. 그러려면 가공식품(과자류 · 음료수류 등)은 되도록 섭취를 줄이고 자연식품으로 여러 가지 음식을 골고루 먹는 것이 좋습니다.

Q. 11 설탕과 단 음식을 많이 먹으면 당뇨에 걸리는가?

저는 단 걸 좋아해서 과일이나 사탕·과자·빵·콜라 등 단 음식을 너무 자주 많이 먹습니다. 냉면을 먹을 때도 설탕을 듬뿍 넣어 먹기도 합니다. 그런데 단걸 이렇게 많이 먹으면 당뇨에 걸릴 수 있다고 하는데, 그 말을 듣고 나니 덜컥 겁이 납니다. 진짜로 단걸 많이 먹으면 당뇨에 걸릴까요?

그래서 혈당검사를 해 봤는데 공복혈당 97mg/dℓ · 당화혈색소 5.4%가 나왔는데 의사선생님은 당뇨는 아니라고 하시면서 단 걸 너무 많이 먹는 것은 좋지 않다고 좀 줄이라고만 합니다. 단 음식을 줄여야 할까요? 아니면 그대로 먹어도 괜찮을까요?

A. 11

이미 당뇨에 걸린 사람이라면 단 걸 너무 자주 많이 먹는 것은 좋지가 않지만, 당뇨가 오지 않은 상태에서는 단 걸 먹는다고 당뇨에 걸리는 것은 아닙니다.

단 걸 먹으면 누구나 그때는 잠시 혈당수치가 오르지만 그렇다고 당뇨가 걸리는 것은 아닙니다. 당뇨가 걸리지 않은 상태에서는 단 것을 먹고 안 먹고 와는 별 상관이 없습니다. 당뇨에 강한 체질의 사람들은 췌장에서 인슐린 분비가 충분하고, 세포에서 인슐린을 잘 수용하기 때문에 단 걸 많이 먹어도 당뇨가 걸리지 않습니다.

그러나 당뇨에 약한 체질의 사람들은 췌장기능이 원활하지 못하고, 세포에서 인슐린저항성이 있기 때문에 단 걸 안 먹어도 당뇨에 걸릴 확률이 높습니다. 당뇨에 강한 체질의 사람이라도 당질 음식과 당질 음료를 과잉

섭취하는 것은 영양불균형을 초래하기 때문에 건강에는 좋지가 않습니다.

이미 당뇨에 걸린 사람들도 당질 음식을 전혀 먹지 말라는 것은 아닙니다. 다만 설탕·과자·음료수 등 가공식품의 단 음식들은 당분을 제외하고는 별다른 영양가가 없고 제조과정에서 각종 향미료와 착색제 등 화학성분들이 첨가되기 때문에 가능한 가공식품은 적게 드시는 것이 좋습니다.

당질 음식을 드시더라도 영양가가 골고루 들어 있는 곡식류·과일류 등의 자연식품으로 드신다면 영양의 불균형을 막아, 당뇨가 없는 사람들에게는 당뇨를 막을 수 있고, 당뇨가 있는 사람들에게는 당뇨를 개선시킬 수가 있는 것입니다.

Q. 12 체중이 비만하고 당뇨가족력이 있으면 당뇨에 걸리는가?

저는 고2 여학생으로 키 162cm · 체중 85kg으로 고도비만입니다. 엄마나 외가 쪽으로는 당뇨가 없는데 아빠 · 할아버지 모두 당뇨가 있으시며 좀 심한 편입니다. 걱정이 되어 인터넷을 검색해 보면 체중이 비만하고 당뇨가족력이 있으면 당뇨가 걸릴 수 있다는데 그럼 저도 예외는 아니겠지요?

땀이 좀 많은 거 빼고는 아직까지 당뇨 증세는 하나도 없습니다. 음식도 가리지 않고 잘 먹고 몸이 둔한 것 말고는 생활에 큰 불편도 없습니다. 살을 빼려고 다이어트도 열심히 하는데 쉽지가 않습니다.

살만 빼면 당뇨 걸리지 않을 수 있을까요? 그렇다면 다이어트를 더 빡세게 해보려고 합니다. 할아버지 당뇨로 고생하시는 걸 오래 봐와서 너무 겁이 납니다. 어떡하면 좋죠?

A. 12

체중이 비만하다고, 당뇨 가족력이 있다고 당뇨에 걸리는 것은 아닙니다.

체중이 비만하고 당뇨 가족력이 있으면 당뇨에 걸릴 확률이 높다는 것이지 그렇다고 꼭 당뇨에 걸리는 것은 아닙니다.

비만인 사람도 당뇨 없이 사는 사람이 많고, 마른 체형도 당뇨 있는 사람이 많습니다. 당뇨 가족력이 있는 사람도 당뇨 없이 사는 사람이 많고, 가족력이 없어도 당뇨 있는 사람이 많습니다.

문제는 후천적인 자기관리가 당뇨를 부를 수도 있고 막을 수도 있습니다. 후천적 요인으로는 여러 가지가 있지만 몇 가지를 간추린다면 스트레스 · 과로 · 영양불균형 · 운동부족 · 불규칙한 생활습관 등이 있습니다.

특히나 음식관리에 있어서 신경을 많이 써야합니다. 되도록 가공식품은 섭취를 줄이고 자연식품으로 여러 가지를 골고루 먹는 것이 좋습니다.

요사이는 스피드시대라 스트레스를 많이 받고 과로를 하는 경우가 많은데, 충분한 휴식과 조급하지 않는 마음을 가지는 것도 매우 중요합니다. 한 발 늦더라도 여유를 가지고 살아가는 습관을 키워야 합니다. 그렇다고 그것이 남보다 쳐진다고 생각하지 않습니다. 토끼와 거북이의 달리기에서도 거북이가 이겼잖아요?

조급하게 서두를수록 실수가 많은 법입니다. 바쁠수록 돌아가라는 말도 있듯, 아무리 바쁘더라도 일상에서 우리는 거북이처럼 사는 지혜를 배워야 할 필요가 있습니다.

이렇게 음식관리를 잘하고 여유 있는 시간 관리와 운동을 적절히 생활화하면서 체중만 정상으로 회복한다면 당뇨의 접근을 막을 수가 있겠습니다. 걱정하는 것도 스트레스입니다. 너무 걱정하지 말고 즐거운 일만 만들도록 노력해 보세요. 그러면 당뇨정도는 거뜬히 물리칠 수가 있을 것입니다.

Q. 13 당뇨증세가 있으면 무조건 당뇨인가?

62세의 남성으로 키 175cm에 체중 122kg으로 고도비만인데 한 달 사이에 체중이 5kg이나 빠졌습니다. 또한 입속이 자주 마르고 물을 자주 마시며 화장실도 그전보다 훨씬 자주 갑니다. 피로감도 많은 것 같고 때로는 어지럽고 손이 떨릴 때도 있습니다. 혹시 당뇨가 아닌지 궁금합니다.

A. 13

체중감소 · 구강건조 · 다음 · 다뇨 · 만성피로 · 어지럼증 · 손 떨림은 당뇨의 대표적인 증상입니다.

그러나 당뇨는 증상만으로는 알 수가 없고 혈당검사를 통해서 수치로서만 판단할 수 있습니다. 증상이 있어도 당뇨가 아닐 수가 있고, 증상이 없어도 당뇨인 경우가 허다합니다.

비만이시라면 당뇨에 매우 취약합니다. 미심쩍으면 보건소나 가까운 동네 내과에 가셔서 혈당검사를 한번 받아보는 것이 좋겠습니다. 비용도 저렴하고(만원이내) 시간도 오래 걸리지 않으며 간단히 검사할 수 있습니다. 병원에 가실 때는 음식이나 약은 드시지 말고 5~8시간의 공복상태로 가셔야합니다.

그런데 한 번의 혈당검사로 당뇨확진판정을 하기에는 좀 애매하고 미진한 면도 없지 않습니다. 측정기의 오류, 검사자의 실수, 섭취한 음식의 종류와 양, 생활환경의 변화 등 예기치 못한 일들의 발생에 따라 혈당수치는 원래 누구나 들쭉날쭉 올랐다 내렸다 하기 때문에, 정상적인 생활(특히 음식과 운동)을 하면서 2~3회 더 검사를 해보는 것이 가장 정확하고 확실합니다. 참고로 당뇨판정기준은 다음과 같습니다.

진단항목	공복혈당 수치	식후 2시간 수치	당화혈색소 수치
정상	70~100mg/dl 미만	70~140mg/dl 미만	4.0~5.7%
당뇨 전단계 (공복혈당 장애)	100~125mg/dl	70~140mg/dl	5.8~6.4%
당뇨 전단계 (내당능 장애)	100~125mg/dl	140~199mg/dl	5.8~6.4%
당뇨	126mg/dl 이상	200mg/dl 이상	6.5% 이상

※ 혈액검사에서 위의 수치가 2회 이상 체크되면 진단항목의 해당 단계로 최종 판정합니다.

Q. 14 1주일 전 혈당이 250mg/dℓ을 넘었는데 나도 당뇨인가?

저는 당뇨는 없지만 아버지가 사용하시는 혈당측정기로 1주일 전에 혈당수치를 한번 재어봤더니 250mg/dℓ이 나왔습니다. 물론 그날은 과식을 하고 1시간 정도 후에 측정한 것이기는 하지만 수치가 너무 높아 아버지도 깜짝 놀라시며 병원 한번 가 보자고 하셨습니다.

병원은 가지 않고 그냥 집에서 그 후 몇 번 더 재어봤더니 아침 공복에는 90~95mg/dℓ 정도 나오고 식후 2시간에는 130~150mg/dℓ 정도 나옵니다. 1주일 전에 식후 1시간 수치가 250mg/dℓ이 나왔다면 당뇨로 봐야 할까요? 자꾸 신경이 쓰여 집니다.

A. 14

한번 측정하여 250mg/dℓ을 넘은 것은 크게 신경 쓰지 않아도 됩니다. 어떤 음식을 먹느냐에 따라 혈당수치가 변하는데 당분이 많이 든 음식으로 과식을 하셨다면 그럴 수도 있습니다.

그렇다고 그 날만 당뇨라고 말할 수는 없습니다.

그 후 다시 측정해본 수치가 공복에는 90~95mg/dℓ 정도 나오고 식후 2시간에는 130~150mg/dℓ 정도 나왔다면 당뇨는 아닌 것 같습니다. 집에 혈당측정기가 있다니 수시로 가끔 한번 씩 검사를 해보면 더 확실한 것을 알 수 있을 것입니다.

한 번의 수치로 당뇨를 결정하는 것은 아닙니다. 두 번 이상 검사를 해봐서 높은 수치가 연속적으로 나올 때 당뇨로 판정하는 것입니다.

Q. 15 어린 아이들도 당뇨에 걸리는가?

우리 아이가 초등학교 3학년생인데 갑자기 어지러워서 쓰러져 병원엘 갔더니 1형 당뇨라고 합니다. 혈당수치가 342mg/dℓ가 나왔는데, 고혈당으로 인한 케톤산증도 있다고 합니다.

바로 입원을 하여 응급조치를 하고 치료를 받고 있는데 수치가 너무 높아 인슐린 주사를 하루에도 몇 번씩 맞는 걸 보니 억장이 무너집니다. 아직도 어린 아이에게 당뇨라는 이런 큰 시련이 오리라고는 꿈에도 생각해 보지 않았는데 기가 막힙니다. 어린 아이들에게도 당뇨가 걸리는지요?

A. 15
당뇨는 연령과 관계없이 남녀노소 누구에게나 올 수 있습니다. 심지어 갓 태어난 아기에게도 당뇨가 오는 경우도 간혹 있습니다.

요사이 초등학생에게는 당뇨가 흔합니다. 옛날에는 성인들 중에서도 나이가 많아야 당뇨가 있었는데 지금은 남녀노소 구별이 없습니다.

이것은 모두 환경이 바뀐 탓입니다. 미세먼지·매연·이산화탄소 등으로 공기가 오염되어 이로 인해 오존층까지 파괴되었으며, 범람하는 화학약품과 화학자재·자동차문화가 생활을 오염시켰고, 서구식 음식문화가 식탁을 오염시켰기 때문입니다.

이것으로부터 해방되려면 환경복원뿐입니다. 환경복원은 온 세상 사람들이 뜻을 같이 하여 장기적으로 펼쳐야 성과가 나타나는 것인데 한두 사람으로 되는 일이 아니라 문제가 큰 것입니다.

1형 당뇨로서 케톤산혈증이라면 당분간은 인슐린 투약밖에는 방법이 없겠습니다. 몹시 마음이 아프시겠지만 이겨내셔야 합니다. 닥친 일인데 피할 수가 없지 않겠습니까? 그러나 너무 상심하시지 말고 마음을 크게 가지셔야합니다. 당뇨는 하루 이틀에 해결되는 것이 아닙니다.

어느 정도 급한 불을 끄고 나면 천천히 여유를 가지고 관리해도 되며 관리만 잘 하면 당뇨가 없는 사람보다도 더 건강하게 더 오래 살 수도 있으니 희망과 용기를 가지시기 바랍니다. 머지않아 당뇨 치료약과 의술도 곧 개발되리라 믿습니다. 그때까지만 잘 이겨내시면 되지 않겠습니까? 너무 상심하시지 말고 희망과 용기를 가지시기 바랍니다.

Q. 16 당뇨가 있는데 임신을 해도 되는가?

남편은 32세로 당뇨가 5년 되었고 저는 31세로 이제 막 당뇨가 왔는데 남편이 첫 아기를 갖자고 합니다.

두 사람 모두 당뇨 약을 복용하고 있으므로 저는 당뇨를 고친 후 아기를 갖자고 하니 남편은 당뇨는 고치기 힘든 병이라는데 고칠 때까지 어떻게 기다리느냐며 그냥 아기를 갖자고 합니다.

이곳저곳 알아보니 당뇨에는 아기를 가져도 괜찮다고 하는 사람도 있는데 정말 가져도 괜찮을까요? 걱정이 됩니다.

A. 16

> 당뇨와 임신은 크게 영향이 없습니다. 다만 부모가 모두 당뇨일 경우 태어나는 아기에게 유전적인 요소는 가지고 태어나지만, 태어나는 아기에게 당뇨가 올 확률은 60%밖에 되지 않으므로 성장하면서 후천적으로 생활습관과 음식습관을 바르게 잘 지키면 평생 당뇨에 걸리지 않고 살아갈 수도 있습니다.

한 가지 임신 중에 꼭 명심해야 할 것은 임산부는 임신부터 출산 때까지 먹는 약을 복용하면 안 되고 인슐린으로만 관리를 해야 합니다. 먹는 약은 화학 약으로 부작용이 있어 태아에게 해로울 수 있지만, 인슐린은 화학 약이 아니므로 태아에게도 산모에게도 아무런 해가 없습니다.

출산 후에는 다시 먹는 약으로 바꾸어도 됩니다. 그러나 남편은 임신·출산과 관계없이 먹는 약을 복용해도 상관이 없습니다. 다만, 산모는 임신 중 정기적인 혈당검사가 필수사항이므로 거르지 마시고 꼭 챙기시기를 바랍니다.

> **Q. 17** 임신 때는 괜찮았는데 출산 후에 당뇨가 생긴 이유는 무엇일까?

30대 중반 여성으로 좀 비만한 편입니다. 임신 중에는 당뇨가 없었는데 첫째 아기를 출산하고 1년 후에 당뇨가 생겼습니다.

임신성 당뇨가 걱정되어 조마조마 했었는데 임신 때는 무사히 넘겼으나 이렇게 1년이 지난 후에도 발병이 되는지 의아스럽습니다. 이런 경우도 있는지요?

A. 17

> 출산을 하게 되면 임신 중 태반에서 분비되던 호르몬이 중단되므로 임신 중에 있던 임신성 당뇨는 대부분 정상으로 회복되지만, 5~10년 후에 당뇨로 이어지는 경우가 30~40% 정도 된다고 합니다.

이것은 임신성 당뇨로 인한 재발형 당뇨이지만, 임신성 당뇨가 없었는데 출산 후에 발병된 당뇨는 임신성 당뇨와 무관하게 생활습관·생활환경에 의해서 새로 생긴 당뇨입니다.

이것은 임산부뿐만 아니라 누구에게라도 일어날 수 있는 일이므로 임신성 당뇨가 없었다고 해서 안심하고 방심하시면 안 됩니다.

임신성 당뇨가 없었더라도 늘 식습관과 생활습관에 신경을 써야합니다. 임신 중에는 당뇨가 없었는데 출산 후에 당뇨가 오는 경우는 매우 흔한 일입니다.

Q. 18 인슐린을 맞다가 출산 후 먹는 약으로 바꾸어도 되는가?

현재 5개월 정도 당뇨 약을 복용하고 있는데 임신을 준비하고 있습니다. 내과에서는 임신이 확인되면 당뇨 약을 경구혈당강하제에서 인슐린 주사로 바꿔야 한데요. 임신을 하면 먹는 약은 태아에게 문제가 있기 때문에 인슐린으로 바꾸면 태아에게 아무 문제가 없답니다.

그리고 출산 후에는 다시 경구혈당강하제로 바꾸면 된데요. 이렇게 경구 약 먹다가 인슐린 맞다가를 반복해도 문제가 없을까요? 걱정이 돼서요. 좋은 정보가 있다면 공유하고 싶습니다.

A. 18

걱정할 것 없습니다.
임신을 하게 되면 누구나 경구 약을 인슐린으로 바꿉니다.

경구 약은 태아에게 부작용이 나타날 수 있으므로 임신 중에는 절대로 경구 약 투약을 하지 않습니다. 그러다가 출산 후에는 다시 경구 약으로 바꾸어도 됩니다.

인슐린을 맞다가 수치가 내려오면 경구 약으로 바꾸고, 경구 약을 먹다가 수치가 잡히지 않으면 인슐린 주사로 바꾸어도 아무런 문제가 없습니다. 걱정하시지 말고 임신 중 당뇨관리를 잘 하시기 바랍니다.

Q. 19 당뇨는 불치병인가?

평소 직장생활에서 업무량이 많아 늘 피로하고 스트레스도 많아 술과 담배를 많이 하고 운동량도 부족한 편입니다. 그래서 그런지 6개월 전 정기 건강검진에서는 공복혈당 268mg/dℓ로 당뇨판정을 받아 지금까지 약을 먹고 있습니다.

6개월째 병원 약을 먹고 있지만 약의 단위는 점점 올라가고 혈당수치는 꿈쩍도 하지 않으니 날이 갈수록 고민만 생깁니다. 당뇨는 못 고치는 불치병으로 평생을 가지고 가야한다는데, 이 생각 저 생각으로 밤잠을 설치는 경우가 점점 늘어납니다.

이제 40도 안된 나이에 당뇨가 걸려 먹고 싶은 것도 마음대로 못 먹고, 하고 싶은 것도 제대로 못 하고, 이렇게 불치병을 가지고 꼭 살아야 할까요? 사는 날까지 걱정이라도 좀 안했으면 좋겠는데 마음대로 잘 안 됩니다. 정말로 당뇨는 못 고치는 불치병인가요?

A. 19

생각하기 나름입니다. 불치병이라고 생각하고 관리를 포기하거나 소홀히 한다면 못 고칠 것이며, 고칠 수 있다는 신념으로 관리를 철저히 한다면 반드시 고칠 수가 있습니다.

세상에서 못 고치는 병은 없습니다. 다만 고치지 못하는 사람만 있을 뿐입니다. 매사는 마음먹은 대로, 생각하는 대로, 믿는 대로 현실에 반영된다고 했는데 '못 고치는 병' 이라고 미리 겁을 먹을 필요는 없습니다.

'고칠 수 있다.' 라고 생각하는 것과 '고칠 수 없다.' 라고 생각하는 것과의 차이는 하늘과 땅 차이입니다. 슬픈 마음으로는 웃을 수가 없듯, 당뇨를

'못 고치는 병'이라고 생각하는 한 이미 '못 고치는 병'으로 각인되어 영영 고치지 못하는 것입니다. '고칠 수 있다.'라는 신념을 가지고 있을 때 치유가 시작되는 것입니다.

예를 들어 병원에서 암 진단을 받았을 때에 "아! 이제는 죽는구나! 그렇다면 정신 있을 때 유산이라도 정리를 해야지. 땅과 집은 누구에게……, 회사는 누구에게……." 이렇게 나약한 마음으로 암을 절망적으로 받아들이고 죽음을 준비한다면 그 사람은 분명히 암에게 지고 말 것입니다.

그러나 "어! 하찮은 이 암 따위가 오묘한 우주(내 몸은 작은 우주)에 감히 도전장을 내고 우주질서를 교란시켜? 그래, 어디 한번 해보자. 내 몸 안에 있는 생명력을 발동하여 당장 암을 쫓아내고야 말겠다."라는 생각으로 자연치유력을 높인다면 암뿐만 아니라 어떤 질병도 물리칠 수가 있을 것입니다.

음식을 먹을 때에도 먼저 이 음식의 재료가 자랄 수 있게 환경을 만들어준 자연에 감사하고, 재료를 키워주고 가꾸어주고 맛있게 요리를 해준 사람에게도 감사하며 "이 감사한 음식을 통하여 나의 당뇨가 곧 나아질 것이다."하는 마음으로 즐거운 식사를 한다면 아마 독을 먹어도 보약으로 작용할 것입니다.

반대로 음식에 대해 감사할 줄 모르고 그냥 때가 되었으니까 습관적으로 먹는 식사라면 아무리 훌륭한 진수성찬을 먹더라도 당뇨에는 별로 도움이 되지 못할 것입니다. 음식을 먹거나 약을 먹거나 운동을 하거나 무슨 일을 하더라도 세상의 이치는 매한가지입니다.

내가 지금 하고 있는 행위에 대하여 긍정적 · 희망적 · 발전적으로 '할 수 있다.'라고 생각하면 할 수 있을 것이고, 부정적 · 절망적 · 체념적으로

'할 수 없다.'라고 생각하면 할 수 없게 될 것입니다.

　당뇨가 있더라도 "왜 이렇게 낫지 않을까?"하고 고민·걱정만 할 것이 아니라, "벌써 다 나았다."는 자신감을 가지고 자연요법(생활요법)을 즐겁게 생활화한다면 당뇨는 저절로 사라질 것입니다.

　수치가 정상으로 회복되었다가도 관리 소홀로 다시 올라가는 경우가 허다한데, 이럴 때 흔히 "당뇨는 불치병이니까 치료되지 않은 채 잠복해 있다가 다시 악화된 것."이라고 말하는 사람들이 많습니다. 이 말은 잘못된 표현입니다. 같은 반 컵의 물을 두고서 "아직도 반 컵이나 남았구나."하는 것과 "이제 반 컵밖에 남지 않았구나."하는 것에는 큰 차이가 있듯이 "잠복해 있던 당뇨가 악화된 것."과 "완치되었던 당뇨가 재발한 것."과의 차이는 큽니다.

　불치병이라고 하면 너무 절망적이지 않습니까? 고칠 수 있는 희망이 있는데 왜 스스로 못 고친다고 희망을 포기하는지 참으로 안타깝습니다.

　감기를 예로 들어보겠습니다. 감기의 증상이 없어지면 감기가 다 나았다고 하지요? 그러나 수시로 재발합니다. 그런데 "감기는 불치병이니까 잠복해 있던 감기가 다시 악화된 것."이라고 말하는 사람은 없습니다. 지난번의 감기가 재발되었다고 하지요. 이것이 맞는 표현입니다.

　열 번을 재발하더라도 고칠 수 있다는 희망이 있다면 다음에는 재발하지 않도록 노력하면 되는 것인데, 처음부터 "불치병이다."라고 잘못된 상식을 믿는 것은 어리석은 일입니다.

　그러나 한 가지 명심해야할 것은 당뇨가 정상으로 회복된 후에도 관리를 소홀히 하면 언제든지 재발하게 되므로 한번 당뇨를 경험한 사람은 꾸준히 자연요법을 해야 하며 끊임없이 주의관찰을 해야 합니다.

자연요법에서 첫 번째로 하셔야 할 것은 금연·금주를 하시고 음식조절과 운동도 지속적으로 하시며 과도한 스트레스와 과로를 피하셔야 합니다. 병원 약은 수치만 내리게 하는 응급수단의 방법일 뿐 당뇨 해결에는 한계가 있고 역부족입니다. 병원 약에만 너무 의존하시지 말고 음식조절·운동 등 자연요법으로 관리해야 당뇨를 잡을 수가 있습니다.

Q. 20 어떻게 하면 약 없이 당뇨를 고칠 수 있을까?

젊을 때부터 당뇨를 앓고 있는데 16년이 넘도록 당뇨 약을 복용하고 있지만 약의 단위는 점점 높아가고 있고 좀처럼 혈당수치는 잡히지 않고 있습니다. 어떻게 하면 치솟기만 하는 이 수치를 잡을 수 있을까요? 혈당수치 잡기가 참 까다롭네요.

당뇨는 진짜 불치병일까요? 50이 넘었어도 아직 직장생활을 하고 있는데 불안하고 걱정이 되어 하는 일이 손에 잡히질 않습니다. 병원 약 먹지 않고는 당뇨를 치료할 수 있는 방법이 없는 걸까요?

혈당조절은 되지 않고 단위만 높아가는 당뇨 약을 먹을 때마다 이제는 지겹습니다. 의욕과 자신감은 점점 떨어지고 생각하면 할수록 삶에 대한 회의와 좌절감만 생기네요. 병원 약 먹지 않고 혈당을 잡을 수 있는 경험 있는 분의 조언이나 고언을 구하고자 합니다.

A. 20
당뇨는 약으로 고치는 것이 아니라 자연요법으로 고치는 것입니다.

저는 28년 전 당화혈색소 17% · 혈당수치 500mg/dℓ까지 올라가 죽음의 문턱까지 갔다가 보름동안 식물인간에서 깨어난 70대 남자로, 고혈압 · 중풍 · 고지혈증 · 지방간 · 망막증 · 우울증 · 말초신경병증 · 괴저초기 등 가히 걸어 다니는 종합병원이라고 할 만큼 합병증이 많았던 사람입니다.

식물인간에서 깨어난 후 이래서는 안 되겠다 생각되어 나에게 맞는 맞춤요법을 찾아 방방곡곡을 헤매었습니다. 독학으로 2년에 걸쳐 고군분투 끝에 나만의 생활요법을 터득하여 실천하게 되었는데, 18년이 지난 지금까지 병원 약 일체 먹지 않고 있는데도 그 많았던 합병증은 모두 저절로 없어졌으며, 당화혈색소 5.6% · 공복혈당 100~110mg/dl · 식후 2시간혈당 130~150mg/dl로 정상수치를 유지하고 있습니다.

　오랜 경험 속에서 체험한 것은 당뇨는 결코 못 고치는 불치병이 아니라는 것입니다. 그러나 당뇨는 의사나 약이 고치는 것이 아닙니다. 수술 · 양약 · 한약 · 또는 어떤 특정식품으로도 고칠 수가 없습니다.

　오로지 자연요법을 통하여 지금까지 잘못된 생활습관을 본인이 스스로 바로잡음으로서 당뇨치유가 시작되는 것입니다. 당뇨를 고친다는 각종 과대광고에 현혹되지 마시고 자연요법으로 관리하는 것이 지금까지의 방법으로는 최선의 방법입니다. 그러려면 본인이 당뇨박사가 되어야합니다.

　자연요법이란 돈 들이지 않고 일상생활 속에서 자연의 섭리에 순응하며, 자연과 인간이 하나 되어 자연치유력에 의해 당뇨의 근본원인을 제거하는 요법으로, 정심(正心)요법 · 식이요법 · 운동요법 · 기혈(氣血)요법을 말하는 것입니다.

　더운 여름이나 추운 겨울이나 사람의 체온은 항상 36.5℃입니다. 음식을 먹으면 우리 몸은 나의 의지와는 관계없이 탄수화물 · 단백질 · 지방 · 비타민 · 미네랄 등의 영양소를 필요한 곳에 필요한 만큼을 적절히 알아서 공급합니다.

　건강한 사람에게도 하루에 약 5,000~50,000개 정도의 암세포가 매일 생기지만, 면역시스템이 작동하여 암세포를 소멸시키기 때문에 암에 걸리지 않는다고 합니다. 이러한 모든 것을 조절하고 예방하고 치유하는 것은 우리 몸에 자동조절시스템과 면역력 · 자연치유력이 있기 때문입니다.

자동조절시스템과 면역력·자연치유력을 높이기 위해서는 정심요법·식이요법·운동요법·기혈요법의 여러 가지 복합적인 요소들이 종합적으로 서로 조화를 이루었을 때 그 효과가 나타나는 것입니다.

4가지 자연요법이란 다음과 같습니다.

■ **정심요법(마음다스리기요법)**

혈당수치를 올리는 가장 큰 요인이 스트레스입니다. 부정적인 생각을 버리고, 근심·걱정·초조·불안·짜증·분노 등 스트레스의 근본원인을 제거해야합니다. 과도한 욕심을 버리고 모든 사람들에게 사랑을 나누고 베푸는 삶을 살아야합니다. 냄비같이 조급하지 말고 뚝배기같이 느긋한 마음과 한 템포 느린 삶으로 늘 긍정적·희망적·낙천적·규칙적인 생활을 해야 합니다.

■ **식이요법**

당뇨에 좋은 음식만 오래도록 먹기도 어렵지만, 당뇨에 좋은 음식만 골라 먹는다고 당뇨치료가 되는 것이 아닙니다. 식이요법의 기본 목적은 체내유해독소를 제거하고, 균형 잡힌 영양섭취로 영양불균형을 막아야하며, 피를 깨끗하게 하는 것인데……, 그러려면 일상의 식탁에서 매일 먹는 음식으로 관리하는 것이 더 쉽고 효과적입니다.

당뇨가 있으면 피가 끈끈해져 혈액순환이 잘 안됩니다. 끈끈한 피를 맑은 피로 바꾸려면 담배는 끊으시고 술은 절주를 하시는 것이 좋으며, 인스턴트식품(떡·라면·빵·과자·사탕·가공음료수 등)·기름진 육류음식·가루음식·튀긴음식 등은 피를 탁하게 하므로 되도록 피하거나 적게 드시는 것이 좋습니다.

반면 피를 맑게 하는 씨눈달린 곡식류·해조류·생선어패류·버섯류·채소류·육류·과일류 등 자연식품으로 드시는 것이 좋습니다.

당뇨에 먹지 말라는 음식이나 먹어서는 안 되는 식품은 없습니다. 좋고 나쁜 식품은 있을 수 있지만 그것도 체질에 따라 다를 수 있으므로, 굳이 좋고 나쁜 식품을 가리기보다는 어떤 식품이든 과식하지 말고 여러 가지를 골고루, 조금씩, 알맞게(포만감 70~80%만 섭취), 제때에 드신다면 무엇을 드시더라도 별 문제가 없습니다.

■ 운동요법

너무 오랜 시간 운동을 하거나 심하게 하면 오히려 해로우므로 하루에 60분 전후로 하는 것이 적당합니다. 운동의 강도는 가벼운 산책 정도로 해서는 효과가 없고 땀을 흘려 속옷이 촉촉이 젖을 정도로 해야 효과가 있습니다.

빠른걷기·달리기·자전거타기·등산·수영·테니스·배드민턴·철봉 등 본인이 좋아하는 운동을 선택하여 지속적이고 규칙적으로 해야 합니다. 눈비가 오거나 밖에서 운동을 하기가 마땅치 않을 때에는 줄넘기·계단오르기·팔굽혀펴기·윗몸일으키기·큰절(108배)운동·제자리걸음뛰기·국민체조·스쿼트·스트레칭·러닝머신·탁구·역기·아령 등 실내에서 할 수 있는 운동을 하시면 됩니다.

■ 기혈요법(온열요법과 정골요법)

온기는 사물을 풀어주고 냉기는 뭉치게 하므로, 몸과 마음을 항상 따뜻하게 유지해야 되는데, 그러기 위해서는 따뜻한 음식을 먹고, 따뜻한 생각과 따뜻한 말을 해야 합니다. 또한 바른 자세의 척추골격을 유지해야 기혈순환이 잘 되며 신체 바이오리듬의 균형이 유지됩니다.

자연요법과 당뇨관리에 관한 많은 내용을 여기서 다 구체적으로 설명할 수가 없습니다. 우선 먼저 자연요법과 당뇨관련 전문서적을 통하여 지식을 넓히시기 바랍니다. 관련서적을 최소한 10권 이상은 읽어야 어느 정도 감이 잡히실 텐데, 제가 읽어본 서적 중에 도움이 되었던 책을 소개합니다.

① 40주 완성 당뇨 정복(김태석, 하남출판사)
② 당뇨병, 약을 버리고 아연으로 끝내라(가시하라 도모코, 전나무숲출판사)
③ 체온 1도 올리면 면역력이 5배 높아진다(이시하라 유미, 예인출판사)
④ 기적의 니시 건강법(와다나베 쇼, 태웅출판사)
⑤ 누우면 죽고 걸으면 산다(김영길, 도서출판 사람과 사람)
⑥ 내 몸에 맞는 당뇨건강법(허갑범, 디앤씨출판사)

이 정도만 읽으면 어느 정도 감이 잡히실 겁니다. 당뇨는 42.195km만 달리면 되는 육상경기의 마라톤이 아니라, 평생을 혼자서 달려야 하는 인생의 마라톤으로서, 궁극적으로는 자기와의 싸움입니다. 당뇨는 마라톤처럼 관리하면 성공할 수 있지만 100m달리기처럼 관리하면 반드시 실패합니다.

당뇨가 오랜 세월(3년~10년)에 걸쳐서 나도 모르게 내면적으로 서서히 진행되어 왔듯이, 자연요법의 효과도 금방 며칠 사이에 효과가 나타나는 것이 아니라, 수년에 걸쳐서 서서히 좋아지는 것이므로, 너무 조급한 결과를 기대하시지 말고 느긋한 마음으로 꾸준히 지속적으로 관리해야 합니다.

자연요법도 개개인마다 체질이 서로 다르기 때문에 같은 방법으로 자연요법을 했는데도 어떤 사람은 효과가 있을 수가 있고 어떤 사람은 효과가 없을 수도 있습니다. 이렇게도 해보고 저렇게도 해봐서 자기 체질에 맞는 적절한 자연요법 방법을 찾아서 해야 합니다.

희망과 용기를 가지고 이겨나가신다면 있는 병도 사라질 것이며, 의욕 상실과 좌절감으로 살아가신다면 없는 병도 생기는 법입니다. 나약한 마음을 가지시면 점점 더 수렁으로 빠져들므로 절대로 좌절하시면 안 됩니다. 굳은 의지로 꼭 성공하시기를 바랍니다.

Q. 21 당뇨 약에는 어떤 것들이 있는가?

50을 살아오면서 건강에는 자신을 했는데 한 순간에 하늘이 무너지는 것 같네요. 꿈에도 생각해본 적이 없는 당뇨랍니다. 의사선생님 말로는 인슐린 분비가 약하고 공복수치가 230mg/dℓ이 넘는다며 먹는 약으로는 어렵겠고 인슐린을 투여하는 것이 좋겠다며 1주일정도 입원까지 하라고 합니다.

운동은 기본으로 헬스장에서 하루 1시간 정도 하고 있으며 식사도 가리는 것 없이 매 끼마다 규칙적으로 먹고 있고 집안에 당뇨 내력도 없는데 아무리 생각해도 당황스럽네요. 아무 증상도 없고 아픈데도 없는데 이렇게 갑자기 당뇨가 오는 수도 있는 걸까요?

이왕 혈당수치가 높으며 당뇨가 틀림없다니 당뇨치료를 하긴 해야겠기에 서점에서 당뇨 책을 3권이나 사서 읽어봤어도 도무지 뭐가 뭔지 이해가 잘 안됩니다. 의사선생님은 처음부터 인슐린을 맞자고 하지만 당뇨 약의 종류가 여러 가지가 있다는데 인슐린 말고 먹는 약으로 시작하면 안 될까요?

당뇨에 대해서는 아는 게 없으니 무엇부터 시작해야할지 엄두가 나지 않습니다. 좋은 지도 부탁드립니다.

A. 21

가족력이 없고 음식조절과 운동을 열심히 하셨더라도 체질적으로 췌장이 약하면 당뇨가 올 수 있습니다.

당뇨는 갑자기 오는 것이 아니라 자신도 모르게 내면적으로 3~10년 전부터 서서히 진행되어 오다가 어느 날 갑자기 수치로 나타나는 것입니다.

그러나 아직 초기이고 그렇게 운동과 음식조절을 잘 하고 계시다면 잠깐 병원 약으로 수치를 정상범위로 안정시킨 뒤 병원 약을 끊고, 자연요법만으로도 충분히 정상수치 유지가 가능하니 너무 상심하실 것은 없습니다.

지금처럼 수치가 높고 인슐린 분비가 원활하지 못할 때는 병원 약을 병행하시는 것이 치료기간을 훨씬 단축시킬 수 있습니다. 혈당수치를 내리는 병원 약은 경구혈당강하제와 인슐린 주사가 있습니다.

경구혈당강하제는 먹는 약으로 인슐린분비 촉진제(설포닐우레아계(sulfonylureas)) · 포도당합성 억제제(비구아나이드계(biguanide)) · 포도당흡수 억제제(알파글루코시다제(α-Glucosidase)) · 인슐린저항성 개선제(티아졸리딘디온계(thiazolidinediones)) 이렇게 네 가지가 있습니다.

주사약으로는 인슐린이 있는데 인슐린의 종류로는 속효형 · 지속형 · 혼합형 · 초속효형 등으로 구분합니다.

경구혈당강하제에서 인슐린분비 촉진제는 췌장의 베타세포를 자극하여 인슐린 분비를 촉진시켜 주며, 간의 포도당 생성작용을 감소시켜 줍니다.

포도당합성 억제제는 직접적으로 췌장의 인슐린 분비기능을 자극하지는 않지만, 간에서 당이 새로이 만들어지는 것을 억제하는 작용을 합니다. 식욕을 어느 정도 억제해 주는 효과도 있고, 인슐린분비 촉진제 복용으로 나타날 수 있는 체중증가가 나타나지 않고 복용 후 오히려 체중이 감소되는 경우도 있습니다. 따라서 이 약제는 식사요법만으로 조절이 잘 되지 않는 비만인 2형 당뇨인에게 유용합니다.

포도당흡수 억제제는 당뇨인에게 큰 문제가 되는 식후 고혈당을 막기 위해서는 당질 섭취를 줄이거나 섭취된 당질의 흡수를 지연시키는 방법이 있을 수 있는데, 무조건적인 당질 섭취 제한은 상대적으로 지방·단백질의 섭취를 늘려야 하고 이에 따라 오히려 동맥경화나 단백뇨 등을 유발할 수도 있으므로 당질도 적절하게 섭취해 주어야 합니다.

식사요법을 부득이하게 못 지키게 되거나 식사관리를 잘 하였는데도 식후 고혈당이 문제가 될 때에는 이 약제를 복용합니다. 이 약제는 음식물로 섭취된 복합탄수화물이 혈당을 높여주는 단순당으로 소화되고 흡수되는 과정을 억제하고 지연시킴으로써 식후에 혈당이 급격히 오르는 것을 막아줍니다.

이 약제는 탄수화물의 소화와 흡수를 억제하여 효과를 보는 것이므로 가스가 차거나 설사·복통 등의 위장장애가 일반적으로 나타납니다. 위장장애는 점차적으로 해소되지만 멈추지 않고 계속 이어질 때는 복용을 중단해야 합니다. 소화제나 제산제와 함께 복용할 때는 이 약제의 약효가 감소합니다.

인슐린저항성 개선제는 인슐린 감수성을 증가시켜 인슐린 저항성을 개선시키는 혈당강하제로서 간의 포도당 생성을 감소시키고 지방조직에서의 포도당 산화와 지방합성을 촉진하며, 근육에서 글리코겐 합성과 해당 작용을 증가시키고 혈중 중성지방과 유리지방산 농도 및 혈압을 감소시킵니다. 이 약제의 복용 시에는 간 기능을 반드시 체크해 주어야 합니다.

경구혈당강하제(인슐린분비 촉진제·포도당합성 억제제·포도당흡수 억제제·인슐린저항성 개선제)와 인슐린 주사(속효형·지속형·혼합형·초속효형 등)를 또 세분하면 그 종류는 수십 가지가 있습니다. 이것은 체질에 따라 맞는 약이 있고 맞지 않는 약이 있기 때문에 당사자의 체질에 맞는 약을 투약하기 위해 종류가 이렇게 많은 것입니다.

너무 당황해 하시지 말고 경구혈당강하제를 먹을 것인지 인슐린주사를 맞을 것인지에 대해서는 우선 의사선생님과 상의하는 것이 좋겠으며 당뇨 공부부터 하시는 것이 순서일 것 같습니다.

그러다보면 당뇨에 대처하는 안목이 생기게 되고 잘 관리하시면 감기와 별로 다를 것 없는 것이 당뇨입니다. 별것 아니니까 희망을 가지시기 바랍니다. 부디 좋은 결과 있으시기를 빕니다.

Q. 22 음식조절과 운동을 하지 않고 병원 약으로만 치료할 수는 없는가?

음식조절과 운동을 하지 않고 병원 약으로만 당뇨를 치료할 수는 없는 걸까요? 직장생활을 하기 때문에 회식도 많고 운동할 시간이 부족하기 때문에 음식조절과 운동을 지속적으로 하기가 너무 힘듭니다.

아니면 면역력을 높이고 자연치유력을 회복시키는 약이라도 있었으면 좋겠습니다. 그런 약이 있다면 어떤 것이 있을까요? 식이요법과 운동은 저의 입장에서 너무 힘듭니다.

A. 22
음식조절과 운동을 하지 않고 병원 약으로만 치료할 수는 없습니다.

연령 · 신장 · 체중 · 당뇨경력 · 식전공복 혈당수치 · 식후 2시간 혈당수치 · 당뇨 약 복용여부(복용하신다면 약의 종류와 복용량) · 합병증 여부(합병증이 있으시다면 종류와 증상 등) · 당뇨 가족력 여부 · 직무(활동량이 많은 업무인지 활동량이 적은 사무직인지) · 흡연 음주 여부 · 생활습관 · 식이요법 여부 · 운동요법 여부 · 현재의 당뇨증상 · 몸의 상태 등 본인의 인적사항을 상세히 알려주시면 당뇨에 좀 더 도움이 될 수 있는 조언을 드릴 수가 있는데, 그런 내용이 없으니 질문하신 것에 대해서만 답변하겠습니다.

병원 약이라는 것은 알고 보면 당뇨를 근본적으로 치료하는 약이 아니라, 높은 수치를 그대로 방치하면 합병증으로 위험할 수가 있으니 그런 단계까지 가기 전에 병원 약으로 수치를 강제로 내리게 하여 합병증의 위험을 예방하자는 약입니다.

그런데 병원 약을 1년 이상 장기간 복용하면 간장 · 신장 · 췌장 등을 손상시켜 신체전반의 대사기능이 불완전하게 되고, 이로 인한 또 다른 합병증이 유발될 수 있습니다.

물론 수치가 높을 때는 식이요법과 운동만으로는 수치를 잡기가 어려우니 병원 약과 식이요법 · 운동요법을 병행해야 하지만, 병원 약과 자연요법의 병행은 1년 이내로 단기간에 끝내도록 하고, 수치가 어느 정도 안정권으로 회복되면 서서히 병원 약은 줄여서 나중에는 끊고, 자연요법으로만 해도 됩니다.

힘들지만 당뇨관리는 자연요법을 하지 않으면 절대로 혈당수치를 낮출 수가 없습니다. 이것이 병원 약의 한계입니다. 면역력을 높이고 자연치유력을 회복시키는 약은 딱히 없지만 관련된 장기를 보강시키는 건강식품이나 영양제는 여러 가지가 나와 있기도 합니다.

하지만 그런류의 제품들은 값도 비싸고 효율성도 그렇게 높지가 않습니다. 그런 제품을 찾기보다는 일상의 식탁에서 먹는 음식으로 관리하는 것이 더 낫습니다. 너무 쉬운 것만 찾으면 사람이 나태해지기 마련입니다. 세상에 거저 얻어지는 공짜는 없습니다. 힘이 들더라도 내가 수고한 만큼 보람도 느끼고 가치도 있고 거기에 대한 대가(代價)도 따르는 것입니다.

Q. 23 첨단 과학시대에 현대 의학으로도 당뇨는 못 고치는가?

흔히들 당뇨는 못 고치는 불치병이라고 말을 하는데 우주 탐험도 하는 첨단 과학 시대에 당뇨 하나 못 고친다는 것이 말이 되는 걸까요?

우리나라 의술도 세계에서 빠지지 않는다고 하는데 최고의 의료기술이나 최고의 명의들도 당뇨는 못 고친다고 하니 이해가 안 됩니다.

A. 23

당뇨 · 고혈압 등 혈관계의 내과적 질환은 현대의학에서는 손을 쓰지 못하고 있습니다.

찢어지고 곪고 깨지고 부러지고 하는 외과적 질환이나 세균성 질환은 가히 상상을 초월할 정도로 현대의학이 눈부시게 발전되어 있습니다. 이런 외과적 질환이나 세균성 질환에는 의사와 약의 역할이 큽니다. 특히 수술일 경우에는 의사의 손끝 하나에 따라 사람의 생명이 좌우될 정도로 의사의 역할이 큽니다.

그러나 당뇨 · 고혈압 등 혈관계의 내과적 질환은 현대의학에서는 손을 쓰지 못하고 있습니다. 대증요법으로 화학 약을 써서 우선 급한 불만 끄고 있고 있는 실정입니다. 그런데 그 화학 약이 또 병 주고 약 주고입니다.

그 화학 약으로 인해 또 다른 합병증을 유발하고 있으니 현대의학 · 자연의학 · 한의학 등에서는 약의 효용에 대한 찬반론이 일어나고 있습니다.

우리나라 최고의 의료기술이 아니라 세계 최고의 의료기술이라도, 또는 세계 최고의 명의라도 당뇨를 고친 예는 없습니다.

만약 현대의학으로 당뇨를 고친 사례가 있다면 노벨상은 진작 받았을 것이며 세계의 언론들도 대서특필로 야단법석이 났을 것입니다. 이런 혈관계의 내과적 질환은 내 몸 안에 있는 면역력과 자연치유력에 의해 자동조절시스템으로 스스로 고쳐지는 것입니다.

그러므로 당뇨·고혈압 등 혈관계의 내과적 질환은 현대의학에 의존하기보다는 자연의 섭리에 맞는 생활습관을 바르게 하는 자연요법으로 관리하는 것이 옳은 방법입니다.

Q. 24 고칠 수 없다면서 당뇨 약은 왜 먹는가?

병원 약으로는 당뇨를 고치지 못한다고 하는데 그럼 고치지도 못하는 당뇨 약은 왜 먹고 인슐린주사는 왜 맞는 걸까요?

고치지도 못하는 약을 처방받으러 병원을 오고가는 자체가 시간 낭비·돈 낭비가 아닌가요? 현대과학이 이렇게 발전한 시대에 이해가 되지 않습니다.

A. 24
그래도 당뇨 약은 필요합니다.

당뇨 약은 혈당수치를 강제로 내리게 하는 약이지만, 그 약마저 없으면 고혈당으로 인해 손을 쓸 수 없는 합병증의 위험이 올 수도 있기 때문에 필요합니다.

수치가 높을 때는 당뇨 약으로 강제로라도 수치를 내리는 것이 위험한 합병증을 조금이나마 막을 수가 있는 것입니다. 이렇게 당뇨 약으로 어느 정도 안정적인 수치로 내려오면 그때는 당뇨 약을 끊고 자연요법으로만 해도 됩니다.

Q. 25 수술로도 당뇨를 고칠 수는 없는가?

췌장이식수술·줄기세포요법 등 한 동안 뉴스에 반가운 소식들이 보도된 적이 있었는데 요사인 잠잠한 것 같습니다. 며칠 전에는 대사수술이라고 위를 우회로 돌리는 수술이라는데 효과가 있을까요?

당뇨치료와 관련된 의술이나 약의 연구가 지금은 어느 정도까지 진행되고 있는 것인지요? 좀 빨리 연구가 진행되어 당뇨로부터 해방되고 싶습니다. 상용화되려면 얼마나 더 기다려야 할까요?

A. 25

췌장이식수술·줄기세포요법·대사수술 등은 현재에도 전문가들의 연구가 세계적으로 활발히 진행되고 있습니다.

췌장이식수술은 지금도 일부에서는 실시되고 있지만 아직 상용화단계나 완치단계는 아닙니다.

위를 우회시키는 대사수술이라는 것도 최근 한국에서 비만 치료에 사용되던 수술 방법을 당뇨치료에 도입했는데 이것 역시 아직 실용화단계에는 미치지 못하고 있습니다.

특히 줄기세포 연구 분야는 당뇨뿐만 아니라 모든 난치병과 불치병을 근원적으로 치료할 수 있다는 점에서 미래가 크게 기대되는 분야입니다. 하지만 인간배아를 둘러싼 생명윤리에 관한 논쟁 등 질병치료와 생명경시의 상관관계에서 진지하게 다루어야할 고민이 많은가봅니다.

그래서 생명을 다루는 연구는 신중한 결정을 해야 하므로 그렇게 빠르게 상용화되기는 쉽지가 않을 것 같습니다. 정상적인 연구과정이라고 하더라도 동물실험을 거치는 데만 몇 년이 걸린다는데 아마도 10년 이상은 지나야 상용화되지 않을까 생각합니다. 그러나 언젠가는 당뇨의 뿌리를 뽑을 수 있는 근치(根治)방법이 분명히 개발되리라 믿습니다.

Q. 26 인슐린펌프로 당뇨를 완치할 수 있다는데 사실인가?

저희 엄마가 당뇨를 앓아 오신지는 20년 정도 되셨고, 최근에 눈이 안 좋아지시면서 운동을 열심히 하셔서 살을 많이 빼셨습니다. 요즘은 혈당조절도 어느 정도 잘 되고 있는 편입니다. 근데 엄마가 어디서 얘기를 듣고 오셔선 인슐린펌프를 얘기하십니다.

인슐린펌프를 차면 췌장기능이 살아나 당뇨를 완치할 수 있다고 하면서 저렴하게 인슐린펌프를 달아주는 병원을 알려 주겠다는 사람이 있다고 합니다. 담당 의사선생님은 달지 않아도 된다고 했답니다.

근데 소개하신 그분은 "인슐린펌프를 달면 그 병원에 환자가 줄어들 테니깐 그래서 달지 말라고 그렇게 얘기한 거 같다."면서 자꾸 엄마한테 권한다고 합니다.

저는 인슐린펌프가 비용도 비싸고 부작용을 많이 봐서 안 하는 게 낫다고 판단되어 지는데, 엄마는 미련을 못 버리고 계세요. 전문가 분이 얘기 좀 해주시면 좋겠습니다. 정말 인슐린펌프로 당뇨완치 하신분이 계신가요? 참고로 엄마는 약으로 조절 중이시고 어느 정도 조절이 잘 되십니다.

A. 26

인슐린펌프로 당뇨를 완치할 수는 없고 인슐린주사를 맞는 것과 동일합니다. 다만 매일 주사를 맞지 않고 자동으로 인슐린을 체내로 공급해 준다는 것이 다를 뿐입니다.

인슐린펌프로 당뇨를 완치할 수 있다는 것은 과대광고이니 거기에 현혹되지 마시기 바랍니다. 특히 여름에는 땀이 나서 인슐린펌프를 꽂은 자리에 진물이 생기고, 목욕을 할 때도 인슐린펌프를 뗐다 붙였다 해야 하기 때문에 생활에 불편함이 많아, 대부분 오래 착용하지 못하고 1~2년 착용하다가 인슐린펌프를 떼는 경우가 허다합니다.

인슐린펌프로 췌장기능이 살아날 수 있다는 것은 터무니없는 말입니다. 췌장기능이 살아나려면 췌장에서 인슐린이 분비되어야 하는데, 췌장에서는 인슐린을 만들지 못하고 가만히 있어도 밖에서 인슐린을 저절로 공급해 준다면 췌장에서 인슐린을 생산하지 않아도 되니까 인슐린을 분비할 필요가 없게 되고 이로 인해 췌장은 점점 더 나빠져 퇴화되고 맙니다.

부모가 자식에게 죽을 때까지 계속 생활비·교육비·용돈 등 필요자금을 지원해준다면, 그 자식은 힘들여서 돈을 벌지 않아도 되는 나약한 사람이 되고 마는 것과 같은 이치입니다.

췌장의 기능이 회복시킬 수 없을 정도로 완전히 망가져 인슐린을 전혀 분비하지 못한다면 어쩔 수 없이 인슐린을 맞아야 하지만, 조금이라도 인슐린이 분비되고 있다면 자연요법으로도 얼마든지 혈당수치를 조절할 수가 있고 췌장의 기능도 회복시킬 수가 있는 것입니다.

당뇨치료가 된다면 몇 년간 불편을 감수하더라도 착용을 하겠으나 그렇지 않습니다. 인슐린펌프 착용보다는 차라리 그냥 인슐린 주사로 맞는 것이 더 실용적일 수 있습니다. 가격도 200만원 이상으로 만만찮은데 심사숙고해서 결정하는 것이 좋을 듯합니다. 개인적인 생각으로는 지금도 약으로 어느 정도 조절이 되신다면 인슐린펌프를 착용하시지 말고, 지금처럼 경구용 혈당강하제로 관리하시는 것이 더 좋을 것 같습니다.

Q. 27　10년 내에 당뇨치료가 가능하다는데 사실인가?

많은 사람들이 당뇨로 고생하고 있습니다. 거기에 들어가는 진료비와 약값, 시간을 내어야 하는 불편함, 먹거리에 대한 제약, 많이들 힘들어 하시는데 유전자니 줄기세포니 의학도 점점 발달하는 것 같습니다. 10년 안에 당뇨를 완치할 수 있다고 하는데 그런 것이 진정 사실일까요?

그리고 종편방송 TV에서나온 당뇨에 좋은 ○○식품(온라인상에서 특정상품을 밝힐 수 없음을 양해바랍니다)이 당뇨를 치료할 수 있다는 광고를 봤는데 어떤지 알아보고 구입하려고 합니다. 정말 그 식품으로 당뇨를 고칠 수 있을지 믿어도 될까요?

값은 좀 비싸지만 당뇨만 치료된다면 비싸더라도 구입하려고 합니다. 드셔본 분이 계시면 답변 남겨 주시면 고맙겠습니다.

A. 27
모두의 희망사항입니다.

그렇게만 된다면 얼마나 좋겠습니까? 노벨의학상은 물론이고 아마 세상이 한번 뒤집어질 것입니다. 그런 얘기는 수십 년 전부터 심심찮게 떴다가 사라지는 언론보도의 Gossip일 뿐 그 뒤는 감감 무소식입니다.

보도를 보면 당장 무슨 일이 벌어질 것처럼 떠들지만 신기루 같은 보도에 너무 기대 갖지 마시고 묵묵히 자연요법을 하다보면 언젠가는 그런 날이 오겠지요. 종편방송에 나오는 그런 정보들은 과장된 것이 많습니다.

방송사 측으로서는 시청자들에게 쇼킹한 정보를 제공하여 시청률을 높이기 위한 것도 있겠지만, 관련 식품제조회사 측에서는 광고효과를 위해 방영하는 경우도 있을 것입니다. 그런 검증되지 않은 불확실한 정보에 현혹되지 마시고, 평소 식탁에서 먹는 음식으로 해결하도록 하는 것이 제일 좋습니다.

Q. 28 당뇨에 한방치료와 양방치료 중에 어느 것이 더 좋은가?

현재는 아침·저녁으로 꾸준히 당뇨 약을 복용하고 있고, 고지혈증 약도 함께 복용 중입니다.

매일 한 시간씩 유산소 운동을 하고 있으며, 일주일에 2~3일 정도는 골프를 하고 있고, 골프를 한 날도 유산소 운동을 빼먹지 않고 하고 있으며, 식사는 잡곡밥과 채소·과일·우유·소량의 육식 정도로 하고 있고 현재는 정상범위 내에서 혈당 수치가 오가고 가끔 저혈당의 증세를 느끼고 있습니다.

그런데 당뇨에 대해서 여러 가지 알아보니 양약으로는 치료의 한계가 있는 듯하여 한의원을 알아보려고 하는데 한방치료와 양방치료 중에 어느 것이 더 좋을까요? 이에 대한 전문가님들의 고견을 듣고 싶습니다.

A. 28
양방이든 한방이든 아직까지 당뇨를 완치시키지는 못하고 있습니다.

약물로서 혈당수치만 조절하고 있을 뿐입니다. 그래서 당뇨를 불치병이라고 하는 것입니다. 세균성 질환이나 외과적인 질환은 양방이 월등이 우수하지만, 심혈관계 질환·신경계 질환·대사성 질환은 한방이 더 좋을 수도 있지 않을까 생각합니다.

양방은 대부분의 화학 약으로 국소적인 부분만 다스리지만, 한방은 천연 자연물질들의 약재료와 침과 뜸으로 신체 전반을 체질적인 면에서 다스리기 때문에 대사성 질환에는 좀 더 낫지 않을까 생각해 봅니다.

　이것은 제 개인적인 생각이며 검증된 것은 아닙니다. 그렇다고 꼭 한방이 좋다는 것은 아닙니다. 양방·한방 모두 장단점은 있습니다. 그 장단점을 면밀히 검토해보고 자기에게 맞는 곳을 선택하는 것이 바람직할 것 같습니다.

　양방·한방 모두 당뇨를 고치지도 못하면서 자기주장만을 내세우고 서로를 불신하는 현재의 한국 실정에서는 양방이 좋다, 한방이 좋다, 라고 단정하기는 어렵습니다.

　당뇨를 근치(根治)시킬 수 있는 의술이나 약이 개발되기 전까지는 양방·한방을 선호하기보다 자연요법(생활요법)으로 관리하는 것이 더 좋은 방법이라고 생각합니다.

Q. 29 당뇨 약은 평생 먹어야 한다는데 사실인가?

당뇨 약은 한번 먹으면 평생 먹어야 한다는데 정상으로 회복된 후에도 계속 먹어야 하는 겁니까? 왜 평생 먹어야 하는지 이해가 안 됩니다. 다 나았으면 안 먹어도 되는 것 아닐까요?

저는 28세의 청년으로 공복혈당 200mg/dℓ까지 올라가서 병원 약을 6개월 정도 먹었는데 100mg/dℓ 이하로 내려와 그 후로 약을 안 먹은지 3년이 넘었습니다. 그런데도 가끔 수치를 재어보면 100mg/dℓ 이상 오르는 적이 한 번도 없습니다.

이런데도 평생 당뇨 약을 먹어야 할까요? 이제 나이 30도 안 됐는데 평생 약을 먹으라는 것은 너무 가혹한 일인 것 같습니다. 전문 의사님이나 경험자분들의 고견을 듣고 싶습니다.

A. 29

한번 당뇨 약을 먹게 되면 평생 먹어야한다는 말은 와전된 잘못된 말입니다.

저는 28년 전 혈당수치 500mg/dℓ까지 올랐다가 식물인간 상태로 15일간 입원까지 했었는데, 2번이나 당뇨 약을 먹었다, 끊었다, 반복했던 경험이 있습니다.

수치가 높을 때는 병원 약을 먹었고 수치가 내려오면 끊었는데, 지금은 약을 먹지 않고 공복수치 100mg/dℓ 전후 · 식후 2시간수치 140mg/dℓ 전후 · 당화혈색소수치 5.6%를 18년째 지속적으로 유지하고 있습니다.

수치가 정상범위로 내려왔을 때는 당뇨 약을 복용할 필요가 없습니다.

그런데도 생활에 아무런 불편이 없고 혈당수치도 안정적으로 유지되고 있습니다. 약을 드시지 않고 3년간 100mg/dℓ 이하로 유지되셨다면 앞으로도 계속 약을 드시지 않는 것이 좋겠습니다.

  식이요법과 운동요법을 잘하여 수치가 정상범위로 내려오면 그때는 당뇨 약을 끊어도 되고, 식이요법과 운동요법을 소홀히 하여 수치가 올라간다면 그때 다시 약을 드시면 됩니다.

  수치가 올라가면 약을 먹고 수치가 내려오면 약을 끊고를 수없이 반복해도 아무 문제없습니다. 다만 병원 약을 먹지 않더라도 식이요법·운동요법 등 자연요법은 지속적으로 해야지 중단하시면 안 됩니다.

  그렇지 않으면 언제 또 수치가 오를지 장담할 수 없습니다. 당뇨관리만 철저히 하신다면 평생 당뇨 약을 다시 먹을 일은 없을 것입니다. 걱정하시지 말고 힘내시기 바랍니다.

Q. 30 혈당수치가 얼마 이상이면 당뇨 약을 먹어야 하는가?

8년 전부터 당뇨를 관리하고 있는 44세의 남자로 그동안은 음식조절과 산악자전거 타기로 조절이 잘 되었습니다. 5년 전까지는 당뇨 약을 먹었으나 그 후로는 당뇨 약을 끊고도 공복혈당은 110mg/dl을 넘은 적이 없고 식후 혈당도 160mg/dl을 넘은 적이 없었습니다.

의사선생님도 8년 동안 이 정도 수치를 유지하는 것은 드문 일로 아주 관리를 잘 하고 있다고 칭찬도 여러 번 받았습니다. 그런데 2~3개월 전부터 수치가 조금씩 올라갑니다. 공복에는 150mg/dl까지, 식후 수치도 200mg/dl까지 올라갑니다. 그것도 높을 때도 있고 낮을 때도 있고 들쭉날쭉합니다. 불안하여 어제 병원을 찾았더니 당뇨 약을 처방해 주시는데 지금 이 수치에 당뇨 약을 먹어야 하는지요? 약을 한번 먹으면 평생 먹어야 한다는 말도 있는데 이왕이면 약을 안 먹고 한번 버텨보려고 하는데 어떨까요?

한 가지 더 궁금한 것은 2~3년 전에 병원에서는 공복수치가 110mg/dl 이하면 정상이라고 했는데 어제는 99mg/dl 이하가 정상이라고 합니다. 깜짝 놀라 왜 그런가 물어봤더니 기준이 바뀌었다고 합니다. 정상수치의 기준이 이렇게 바뀌기도 하는 건가요?

A. 30

당뇨 약이 당뇨치료제가 아닌 것은 잘 알고 계시지요? 높은 수치를 그대로 방치하면 합병증의 위험이 있으니까 수치를 강제로 낮추는 것이 당뇨약입니다.

공복 140mg/dl 이하·식후 2시간 200mg/dl 이하에서는 병원 약을 굳이 복용하지 않아도 되는데, 지금의 수치가 딱 경계선에 걸렸네요. 이 수치에서 당뇨 약을 먹어야 할지 말아야 할지에 대해서는 본인이 결정하시는 것이 좋겠습니다.

개인적인 생각으로는 이 수치에서 자각증상이 없고 생활에 불편이 없으시다면 당뇨 약을 복용하지 않는 것이 좋을 것 같고, 자각증상이 심하거나 생활에 불편을 느낄 정도라면 약을 드시는 것이 좋을 것 같습니다.

병원 약을 먹음으로서의 얻어지는 득(得)보다 부작용의 실(失)이 더 크므로 웬만하면 안 먹고 식이요법과 운동요법 등 자연요법으로 관리하는 것이 더 좋은 방법이기 때문입니다.

저는 그 정도의 수치에서 자각증상이나 생활에 불편도 없었지만 병원 약은 일체 먹지 않았습니다.

그리고 약을 한번 먹으면 평생 먹어야 한다는 말은 잘 못된 말입니다. 약을 복용하더라도 몇 번이고 먹었다, 끊었다, 반복할 수 있습니다.

먹는 약을 복용하다가 인슐린주사로 바꾸어도 되고 인슐린을 맞다가 먹는 약으로 바꾸어도 됩니다. 인슐린이나 먹는 약을 복용하다가 수치가 안정되면 인슐린이나 먹는 약을 끊을 수도 있는데 그때는 한꺼번에 끊지 마시고, 약을 반으로 쪼개서 일주일간 먹어보아 수치에 큰 변화가 없으면, 그 다음 또 반으로 나누어서 일주일간 실험을 해보고, 이렇게 여러 번 반복적으로 반씩 줄여 가면서 실험을 했는데도 수치의 변화가 크게 없으면 그 때 완전히 끊으면 됩니다.

약을 반으로 더 이상 쪼갤 수가 없을 때는 약의 양과 복용횟수를 줄이면 됩니다. 즉, 한 번에 두알 먹던 것을 한 알로 줄이고, 하루에 두 번 먹던 것을 한 번으로 줄이면 됩니다. 이렇게 일주일간의 실험을 통해 약을 줄였더니 수치가 많이 올라간다면 그때는 줄였던 약의 양을 다시 늘려야 합니다. 인슐린도 이와 같은 방법으로 실험을 하여 수치의 변화가 크게 없으면 그때 인슐린을 끊으면 됩니다.

그리고 정상수치의 기준이 이렇게 바뀌는 것에 대해서는 저도 몹시 의아합니다. 최초 당뇨판정 기준수치는 지금보다 훨씬 더 높았다는데, 수차례에 걸쳐 하향조정 되어 지금은 공복 100mg/dℓ 미만 · 식후 2시간 140mg/dℓ 미만으로 낮아졌답니다. 심지어 요사이는 공복수치 90미만이라야 정상이라는 말까지도 나오고 있습니다.

100여 년 전 사람이나 지금의 사람이나 인체의 구조는 달라진 것이 없을 텐데 당뇨판정의 기준수치는 이렇게 주기적으로 자꾸 낮아지고 있습니다.

2~3년 전까지만 해도 공복 110mg/dℓ 이하면 정상이라고 했던 것이 맞습니다. 환경오염과 식생활 변화로 인한 당뇨환자의 급증 때문에 경각심을 주기 위해서 그럴 수도 있겠지만, 다른 이면에는 세계 굴지의 제약회사들의 영향력(갑의 힘)도 매우 크다고 합니다.

Q. 31 수치가 별로 높지 않은데 병원 약을 꼭 먹어야 하는가?

53세 남자입니다. 10년 전 담낭절제술을 하면서 당뇨가 있다는 걸 알게 되었습니다. 처음 당화혈색소 수치가 13.6%이고 공복혈당이 304 mg/dℓ가 나왔습니다.

그 이후 지금까지 인슐린 주사와 경구혈당강하제를 번갈아 바꾸어 가면서 식단조절과 자전거타기를 꾸준히 실천했더니 수치가 점차적으로 내려와 계속 약의 강도를 줄여 왔습니다.

그렇게 하면서 꾸준히 혈당검사를 해 오고 있는데, 1년 전에는 당화혈색소 수치 8.0%, 6개월 전에는 7.4%, 3개월 전에는 5.6%, 1개월 전에는 5.4%, 그리고 오늘은 5.2%, 공복 혈당수치는 102mg/dℓ가 나왔습니다.

검사결과를 보신 의사선생님도 오늘부터는 약을 끊고 3달 뒤 다시 검사를 해보고 투약여부는 그때 결정하자고 합니다. 수치가 이렇게 잘 나오는데도 3달 후 수치가 올라가면 약을 다시 먹어야 할까요?

10여 년간 약에 치여서 이제는 약이라면 진저리가 나는데 3개월 후 또 먹어야 한다면 생각만 해도 끔찍합니다. 음식조절과 운동으로 혈당을 이정도로 만든 것인데 고생한 보람이 물거품이 되면 어쩌지요?

무슨 방법이 없을까요? 그리고 요즘은 당뇨에 좋다 해서 들기름을 하루에 200mg 물 컵으로 1잔 정도를 먹습니다. 그래도 별 이상은 없는데 계속 먹어도 괜찮을까요?

A. 31

10년 전에는 상당히 높은 수치였으나 지금 그 정도 수치는 완전한 정상 수치입니다.

그 수치에서 약을 드신다는 것은 약으로 인한 득(得)은 하나도 없고 오히려 약으로 인한 부작용의 실(失)만 있을 뿐입니다.

당뇨 약은 한편으로는 혈당수치를 낮춰주기도 하지만 한편으로는 화학약의 피해로 부작용이 유발될 수도 있기 때문에 수치가 높지 않을 때는 먹지 않는 것이 더 좋습니다.

당화혈색소 5.7% 이하면 정상 수치인데 지금까지 약을 복용하셨다면 약을 처방을 해 준 의사도 좀 이상하네요.

약은 수치가 높을 때 합병증의 우려가 염려되니 합병증 예방을 위해 약으로 수치를 강제로 내리기 위해 먹는 것인데, 정상 수치인 지금까지 약을 복용하셨다면 담당 의사가 경험이 부족한 것 같습니다.

경험이 적은 초보 의사들은 수치가 높지 않아도 무조건 약 처방부터 합니다. 환자가 개인의견을 개진하면 "그러면 당신이 의사하지 병원은 뭐 하러 왔느냐? 의사시키는 대로 하라."고 면박을 주지요.

그러나 경험이 많은 노련한 의사 분들은 약 처방을 남용하지 않고 되도록 적게 합니다. 그래서 처음 의사를 만날 때 어느 정도의 경력이 쌓인 분을 만나는 것이 상당히 중요다고 생각합니다.

3개월 뒤에도 당화혈색소 수치 7.0% · 공복혈당 140mg/dℓ 이상 오르지 않는다면 약은 안 먹어도 되겠습니다. 그때도 약을 처방하신다면 다른 병원이나 다른 의사에게 진료를 받는 것이 좋을 것 같습니다.

그러나 약을 끊더라도 음식조절과 운동은 전과 같이 지속적으로 해야 하는 것은 알고 계시지요? 그렇지 않으면 언제든지 다시 재발합니다.

그리고 들기름은 당뇨에 좋은 불포화성 지방이지만, 하루에 200mg 물컵으로 1잔 정도를 드시는 것은 양이 좀 많은 것 같습니다. 아무리 좋은 식품이라도 과하게 드시는 것은 좋지 않습니다. 하루에 한두 숟갈(5~10mg) 정도 드시는 것이 적당할 것 같습니다.

Q. 32 2형 당뇨에 인슐린주사를 맞는 이유는 무엇인가?

저는 키 177cm에 몸무게 62kg의 32세의 남자로 2형 당뇨인데 3년째 인슐린을 맞고 있습니다. 전에 운동을 좀 과하게 해서 저혈당이 자주오곤 했는데 운동량을 좀 줄이고부터는 저혈당증은 없어졌습니다.

그런데 최근 1주일 전부터 식사량·운동량·인슐린 주사량도 똑 같이 하고 있는데 혈당수치가 조금씩 올라갑니다. 인슐린 양을 높여야 할까요?

또 여기서 한 가지 궁금한 것은 2형 당뇨는 췌장에서 인슐린은 정상적으로 분비되는데 세포의 인슐린 저항성으로 인해 발병되는 것이지 않습니까? 그렇다면 왜 2형인 환자에게도 인슐린을 주사하는 걸까요?

체외에서 인슐린을 주사해 봐야 인슐린 저항성 때문에 소용없는 일 아닐까요? 노인 분들은 나이가 들면 인슐린이 제대로 분비가 안 돼서 이런 경우가 더러 있다는데 저는 아직 나이도 젊은데 왜 인슐린을 주사할까요? 먹는 약으로 바꿀 수는 없는 걸까요?

A. 32
2형 당뇨라고 모두 인슐린 저항성이 아닙니다.

2형 당뇨 중에서도 30%는 인슐린이 정상으로 분비되지 않는 인슐린 부족형 당뇨입니다. 이런 분들이 경구혈당강하제 만으로는 조절이 어려울 때 인슐린을 맞을 수도 있는 것입니다. 인슐린 저항성 당뇨라도 노인 분들은 연세가 들수록 면역력이 저하되고 자연치유력이 떨어지므로, 경구혈당강하제에서 인슐린으로 바꾸는 경향이 많습니다.

그런데 질문자님께서 젊은데도 2형 당뇨로 인슐린을 맞으시는 것을 보면 인슐린 저항성의 2형 당뇨라기보다는 인슐린 부족형의 2형 당뇨로 보여 집니다. 이럴 경우는 1형 당뇨와 마찬가지로 췌장에서 인슐린 분비가 원활하지 못하기 때문에 인슐린 주사를 맞는 것입니다.

그리고 식사량·운동량·인슐린 주사량을 똑 같이 하고 있는데도 혈당 조절이 잘 안 되는 경우는 당뇨인들에게는 누구에게나 흔히 있는 일입니다. 인슐린저항성 문제일 수도 있고 환경변화 등 여러 가지 이유가 있겠지만, 그 중에서 한 가지 이유로 우리의 신체 바이오리듬이 항상 일정하지가 않다는 것입니다.

신체의 바이오리듬은 주기적으로 곡선을 그리며 좋아지기도 하고 나빠지기도 하는데, 신체의 바이오리듬이 좋을 때는 혈당수치도 조절이 잘 되고, 좋지 않을 때는 아무리 신경을 써도 조절이 잘 안 될 때가 있습니다.

얼마간 시간이 지나 바이오리듬의 주기가 정상으로 돌아오면 그때 수치가 잡힐 수도 있습니다. 인슐린 양을 늘리는 것에 대해서는 좀 더 시간을 두고 관찰해 보신 후에 결정해도 늦지 않을 것 같습니다.

Q. 33 당뇨 약인 줄 알고 실수로 감기약을 먹었는데 괜찮을까?

제가 헷갈려서 실수로 당뇨 약인 줄 알고 감기약을 먹어버렸습니다. 큰 문제가 생길까요?

지금 무슨 조치를 취해야 할까요? 병원가야 합니까? 급합니다. 빠른 답변을 기다립니다.

A. 33
당뇨 약 · 혈압약 · 감기약을 실수로 잘못 드셨더라도 한 번 정도는 큰 문제가 없습니다.

지금까지 별다른 이상이 없으셨다면 병원을 가시거나 조치를 취할 필요는 없겠습니다. 앞으로만 그런 실수를 하시지 않으면 되겠습니다.

Q. 34 유효기간이 지난 인슐린을 주사 맞아도 되는가?

요즘 일이 너무 바빠 인슐린 주사도 맞지 않고 불규칙하게 생활했더니 몸 상태가 매우 좋지 않아 오늘 혈당을 측정해보니 수치가 500mg/dl이 나왔습니다.

지금 당장 병원에 갈수가 없는 상황이라 1년 전에 처방받은 휴마로그랑 란티스가 있어서 지금 보니 유효기간이 5개월 정도 지났는데 그대로 주사를 맞아도 될까요? 인슐린 맞지 않고 식단조절과 운동 열심히 하면 안 될까요?

A. 34

유효기간이 5개월이나 지난 인슐린이라면 사용하지 않는 것이 좋겠습니다.

아무리 시간이 없다고 해도 인슐린 처방받을 정도의 시간도 없겠습니까? 짬을 내서라도 인슐린 처방을 다시 받아서 주사 맞는 것이 안전하겠습니다.

정 시간이 없으시다면 며칠 인슐린 맞지 않는다고 당장 무슨 일이 생기는 것은 아니니까 유효기간 지난 인슐린을 맞지 말고 시간 있을 때 그때 처방 받아서 맞도록 하는 것이 좋겠습니다.

그 정도 수치에서는 인슐린 맞지 않고 식단조절만으로는 수치를 내리기가 쉽지는 않을 것입니다. 인슐린으로 수치를 200mg/dl이하로 안정시킨 후에는 식단조절과 운동만으로도 가능할 수 있겠습니다.

Q. 35 아침에 잊어버리고 당뇨 약을 못 먹었는데 어떻게 하나?

당뇨가 있는 20대 여성입니다. 현재 당뇨 약을 먹고 있는데 약을 먹으면 구토감이 있기도 하지만 먹고 난 후 자주 체하게 됩니다.

약을 먹지 않으면 체하지 않는데 약을 먹고 나서는 다음 끼니 식사를 제대로 못해 소화제를 챙겨 먹지 않으면 안 될 정도입니다. 당뇨 약의 부작용일까요?

그리고 당뇨 약은 아침 식후에 1알씩 먹고 있는데 오늘 아침엔 때를 놓쳐서 못 먹었는데 괜찮을까요? 그냥 다음날 아침부터 먹으면 안 될까요? 아니면 몇 시간 지났지만 지금이라도 먹어야 할까요?

A. 35

같은 성분의 약이 종류가 여러 가지인 것은 체질에 따라 약효도 다르게 나타나고 부작용도 다르게 나타나기 때문입니다.

약이 체질에 맞지 않으면 그럴 수도 있으니 구토감이 있고 체하신다면 처방하신 담당 의사님께 얘기해서 약을 바꾸어 보도록 하는 것이 좋겠습니다.

그리고 아침에 한번 정도 잊어버리고 못 먹었더라도 별 문제는 없습니다. 다음부터 잘 챙겨 드시면 되고, 한번 정도는 지금 먹어도 되고 안 먹어도 상관없습니다. 어차피 당뇨 약이라는 것이 수치만 내리게 하는 약이지 당뇨를 고치는 약은 아니잖아요? 다음 날 아침부터 잘 챙겨 드시면 되겠습니다.

Q. 36 당뇨 약을 먹었는데 혈당수치가 올라가는 것은 왜 그럴까?

저는 48세 남자로 3년 전에 공복혈당 250mg/dℓ으로 당뇨판정을 받고 경구혈당강하제를 복용했는데 약을 먹기 전보다 오히려 수치가 280mg/dℓ으로 올라갔습니다. 여러 차례 약을 바꾸어 가면서 6개월간 관찰을 했는데도 수치는 점점 올라가 320mg/dℓ까지 육박하여 그 뒤로는 경구혈당강하제를 끊고 인슐린 주사를 지금까지 맞고 있습니다. 경구혈당강하제를 복용하면 왜 혈당수치가 오히려 더 올라가는 걸까요?

그런데 당뇨 약을 먹지 않았던 당뇨초기에는 저혈당은 없었는데 당뇨 약을 처방하고부터는 가끔 저혈당이 오거든요. 경구혈당강하제나 인슐린을 너무 많이 투약해서 그럴까요?

그리고 경구용 혈당강하제와 인슐린주사와는 어떤 차이가 있을까요? 인슐린주사를 맞는 경우, 인슐린 투여 후 1시간 이내는 운동하지 않는 것이 좋다고 하는데 왜 그런지요?

운동이 인슐린의 흡수 작용을 방해하기 때문에 그런 건지 아님 다른 이유가 있는 건지요? 또 외부에서 체내로 인슐린을 계속 공급하면 췌장은 인슐린을 만들어 내는 일을 하나도 하지 않고 쉬는 건가요? 질문이 너무 많습니다만 자세한 설명 좀 부탁드립니다.

A. 36
경구혈당강하제를 먹었는데 혈당수치가 올라가는 것은 약이 체질에 맞지 않기 때문입니다.

여러 차례 약을 바꾸어도 수치가 올라갔다면 인슐린으로 잘 바꾸신 것 같습니다. 경구용 혈당강하제는 췌장에서 어느 정도 인슐린이 분비되지만 그 양이 적은 사람들에게 투약하여 췌장에서 강제로 인슐린을 분비하도록 하는 먹는 약입니다.

그러잖아도 췌장기능이 떨어져 인슐린을 제대로 분비하지 못하고 있는데, 이렇게 강제로 췌장을 혹사시키는 것은 병든 말에게 채찍질하는 격으로 결과적으로는 췌장기능을 더 악화시킬 수 있습니다.

인슐린주사는 췌장에서 인슐린 분비가 되지 않거나, 분비 되더라도 그 양이 미미하여 먹는 약만으로는 수치조절이 안 될 때 외부에서 인슐린을 넣어 주는 것입니다. 이렇게 외부에서 인슐린을 공급해 주면 췌장에서는 인슐린을 생산하지 않아도 되니까 인슐린을 분비할 필요가 없게 되고 그러면 췌장은 쉴 수밖에 없으며 이로 인해 췌장은 점점 퇴화되고 맙니다.

부모가 자식에게 죽을 때까지 계속 생활비와 용돈을 지원해준다면, 그 자식은 돈을 벌지 않아도 되는 것과 같은 이치입니다.

췌장의 기능이 회복시킬 수 없을 정도로 완전히 망가져 인슐린을 전혀 분비하지 못한다면 어쩔 수 없이 인슐린을 맞아야 하지만, 조금이라도 인슐린이 분비되고 있다면 자연요법으로도 얼마든지 혈당수치를 조절할 수가 있고 췌장의 기능도 충분히 회복시킬 수가 있는 것입니다.

혈당강하제나 인슐린을 처방하지 않고 자연요법만으로 관리했을 때는 고혈당은 있을지언정 저혈당이 오는 경우는 드문데, 혈당강하제나 인슐린을 처방하면 저혈당을 일으키는 경우가 허다하며 심지어 저혈당으로 인한 혼수상태가 올 수도 있습니다. 그럴 때는 당뇨 약을 조금 줄이거나 당분을 즉시 섭취해야합니다.

그리고 운동이 인슐린의 흡수 작용을 방해하므로 인슐린 투여 후 바로 운동을 하지 말라고 하는 것이 아니라, 인슐린이 포도당을 세포내로 흡수시켜 혈당이 떨어지고 있는데 거기다가 운동까지 하면 운동으로 인한 에너지 소모로 포도당이 급격히 소모되어 저혈당의 위험이 올 수 있기 때문에 인슐린 투여 후 바로 운동을 하지 말라고 하는 것입니다.

Q. 37 혈당측정기를 살 때 참고할 사항은 무엇인가?

혈당측정기를 샀는데 수치의 차이가 너무 심합니다. 같은 시간에 같은 자리에서 오른손·왼손을 측정해보면 검사할 적마다 다르게 나옵니다. 오늘 아침 공복혈당 체크를 하는데 처음에 왼쪽 손가락에서 101mg/dℓ이 나와서 다시 오른쪽에서 체크를 하니 89mg/dℓ가 나왔습니다. 이럴 경우는 어떤 것이 맞는 걸까요?

그리고 검사용 시험지 값이 너무 비쌉니다. 50개 한통에 25,000원 주고 사면 며칠 쓰지를 못합니다. 시험지 값이 싼 것도 있다는데 이참에 측정기를 바꿔보려고 하는데 기계의 오차가 적고 시험지 값이 비싸지 않은 제품의 추천을 부탁드립니다.

A. 37

혈당측정기 뿐만 아니라 온도계·습도계·체중계·혈압계 등 모든 측정기는 기계이기 때문에 어느 제품이나 약간의 오차는 없을 수가 없습니다.

심한 오차가 확인되면 다른 제품으로 교환을 해 주기도 하는데 어느 정도의 작은 오차는 감안하셔야 합니다.

그리고 왼손이나 오른손이라고 차이가 나는 것이 아니라, 같은 손가락을 동시에 측정해도 혈당수치는 측정할 때마다 다르게 나옵니다. 이것은 기계의 오차 때문인데 어느 제품이나 그 정도의 오차는 다 있습니다.

심하면 20%의 오차가 나는 경우도 있습니다. 측정할 때마다 다르게 나타나는 수치에 신경 쓰시지 말고 중간 수치로 기준을 삼으면 됩니다.

즉, 동시에 측정한 수치가 89mg/dl와 101mg/dl이 나왔을 경우 중간 수치인 95mg/dl 정도로 보시면 됩니다.

어차피 혈당측정기는 오차가 있게 마련이므로 평상시에 혈당관리는 4사5입(四捨五入)하여 1단위 숫자는 무시하고 10단위 숫자로만 관리하는 것이 오히려 편합니다.

그리고 측정기를 구입할 때는 기계보다 시험지 값을 잘 확인해 보셔야합니다. 기계는 반영구적이고 성능과 가격은 대부분 비슷한데, 시험지는 성능은 비슷하지만 가격이 50개에 8,000원부터 30,000원까지 천차만별입니다. 그런데 또 시험지는 소모품이잖아요. 오랜 기간 사용해야 하는 시험지 값을 계산해보면 그 비용이 만만치 않습니다. 그래서 시험지의 판매비중이 더 크니까 어떤 회사들은 시험지를 팔기 위해 기계를 제조원가에 주거나 아예 공짜로 주는 회사도 있습니다.

측정기를 공짜로 주는 제품은 대부분 시험지 값이 비싸다고 보면 됩니다. 추천하는 제품으로는 독일제 로○제품 아○첵 엑○브(온라인상에서 특정상품을 밝힐 수 없음을 양해바랍니다.)가 성능도 좋고 기계 값과 시험지 값이 모두 저렴합니다.

Q. 38　당뇨 10년 이상이면 누구나 합병증이 걸린다는데 사실인가?

먼저 당뇨 합병증에는 어떤 것들이 있는지부터 좀 알려 주십시오. 그런데 당뇨는 아무리 관리를 잘해도 10년 이상만 지나면 합병증이 온다는데 그 말이 사실일까요? 또 젊은 나이에 당뇨가 일찍 오면 합병증도 빨리 온다는데 그것도 맞는 말일까요? 저는 아직 20대 초반의 대학생인데 중학교 때부터 인슐린을 맞고 있습니다.

인슐린을 맞은 지도 벌써 7년이 되었는데, 지금 현재의 수치는 당화혈색소 6.0% 전후 · 공복혈당은 120mg/dl 전후 · 식후 2시간 수치는 160mg/dl 전후로 별로 높지는 않습니다. 3~4년 전부터 유지해온 수치입니다.

문제는 합병증 걱정입니다. 혈당수치가 높지 않아도 당뇨 10년이 지나면 무조건 합병증이 온다는데 시간이 갈수록 자꾸 초조한 마음이 듭니다. 정말로 그럴까요? 불안합니다.

A. 38

당뇨 합병증에는 크게 급성 합병증과 만성 합병증으로 분류하며, 세분하면 급성합병증에는 고혈당성 혼수 · 저혈당성 혼수 · 케톤산혈증 등이 있습니다.

만성 합병증에는 망막증과 백내장 · 성기능장애 · 피부질환(가려움증 · 습진 · 무좀 등) · 신경성질환(우울증 · 손발 저림 등) · 고혈압 · 뇌졸중(중풍) · 동맥경화 · 신장병 · 심장병 · 족부괴저(足部壞疽) 등 그 외에도 여러가지 만성 합병증이 있습니다.

그런데 아무리 관리를 잘해도 10년 이상만 지나면 합병증이 온다는 말은 잘못 전해진 말입니다. 혈당관리를 잘 하여 정상범위의 수치를 지속적으로 유지한다면 몇 십 년이 지나도 합병증 걱정은 하지 않아도 됩니다.

반대로 혈당수치가 높은 상태로 오랜 기간 혈당관리를 소홀히 한다면 합병증이 올 확률이 높으며, 합병증이 손을 쓸 수 없을 정도로 악화되면 회복이 어렵고 때로는 그 합병증으로 생명을 잃을 수도 있습니다.

체질마다 다르지만 어떤 사람은 특정질병에 약한 사람도 있습니다. 이런 경우는 꼭 당뇨합병증이라기 보다는 특정질병에 약하다보니 당뇨와는 무관하게 올수도 있는 것입니다. 이런 경우는 당뇨로 인한 합병증이라기보다는 체질적인 문제가 더 크다고 볼 수가 있습니다.

체질적인 차이가 특정질병에 크게 영향을 미치는데 어떤 사람은 200mg/dl 이하의 낮은 수치에서도 합병증이 오는 경우가 있고, 어떤 체질은 300~500mg/dl의 높은 수치에서도 합병증이 오지 않고 생활에 불편 없이 사는 사람도 허다합니다. 또 어떤 사람은 수치가 낮은데도 당뇨발견 1년만에 합병증이 오는 경우가 있고, 어떤 사람은 수치가 높은데도 당뇨경력 수10년이 지나도 합병증이 오지 않는 경우도 많습니다. 이것으로 볼 때 합병증뿐만 아니라 모든 질병의 발병도 체질과 관련이 많은 것 같습니다. 그리고 당뇨가 빨리 왔다고 합병증이 빨리 온다는 것은 아닙니다. 당뇨가 빨리 오고 늦게 오고는 상관없이 그것도 체질적인 문제가 많이 작용합니다.

체질적인 문제는 타고나는 것이니까 어쩔 수가 없겠지만, 후천적으로 자연요법(생활요법)만 잘 지키면 평생 합병증 없이 살 수도 있으니 너무 걱정하지 않아도 됩니다. 터무니없는 정보에 신경 쓰시지 말고 희망과 용기를 가지고 당뇨를 극복하시기 바랍니다.

Q. 39 당뇨와 합병증이 있을 때 어느 것부터 치료해야 하는가?

2형 당뇨로 약을 먹은 지 8년이 되었습니다. 그런데 근래 들어 종아리와 발가락이 자꾸 저리고 쥐가 자주 납니다. 합병증인 것 같은데 신경과 치료를 받아야 되겠지요?

당뇨와 신경과 치료를 따로 따로 치료를 받아야 하는지요? 아니면 어느 것부터 치료를 받는 것이 좋을까요?

A. 39
어느 것부터 치료해야 하는 순서는 없습니다.

다만 한 가지만 치료해서는 안 되고 두 가지를 함께 병행하여 치료해야 합니다.

당뇨가 있으면 면역력이 약해져 합병증이 잘 낫지를 않으므로 합병증이 왔을 때는 초기에 일찍 치료를 하여야 고생을 덜 하게 됩니다.

합병증은 당뇨치료와 병행하여 치료를 해야 더 효과적이므로 합병증이 왔을 때는 지체하지 말고 바로 전문치료를 받도록 해야 합니다. 당뇨진료는 내분비내과에서 하지만 저림증치료는 신경과에서 별도로 진료를 받아야 합니다.

Q. 40 합병증만 없으면 음식조절과 운동을 좀 게을리 해도 되는가?

5년 전 당화혈색소 8.9%, 공복혈당 250mg/dl으로 당뇨판정을 받아 당뇨 약을 3년간 먹으면서 식이요법과 운동을 열심히 했더니 당화혈색소 5.5%, 공복혈당 96mg/dl까지 내려와 당뇨 약을 끊은 지 2년이 되었습니다. 그 후로도 지금까지 음식조절과 운동은 규칙적으로 하고 있는데 이제는 조금씩 게을러지고 싫증도 나기 시작합니다.

합병증만 없으면 당뇨가 있어도 음식조절과 운동을 적절히 조절해도 크게 무리는 없다는데, 저 같은 경우라면 이제 당뇨가 완전히 정상으로 회복된 상태이니 가끔씩 먹고 싶은 것도 먹고 운동도 좀 쉬엄쉬엄 하면 안 될까요? 그러잖아도 이제부터는 음식조절과 운동의 강도와 횟수를 좀 줄여볼까 생각하고 있었는데 어제는 사건이 벌어지고 말았습니다.

어제는 비가 와서 운동도 하지 않고 야식을 좀 배불리 먹으면서 소주도 한 병 마셨습니다. 오늘 아침까지도 비가 오고해서 느긋하게 일어나 오랜만에 공복수치를 한번 측정해 봤더니 이게 어찌된 일입니까? 150mg/dl이 뜹니다. 깜짝 놀란 것은 물론이고 몹시 불안합니다.

약을 끊은 후로도 가끔씩 혈당수치를 측정해 보면 보통 공복수치는 100~110mg/dl 정도로 나왔는데 이렇게 높게 나온 것은 처음이거든요. 당뇨가 다시 재발한 것일까요? 한 달 전에도 당화혈색소 수치가 정상으로 나왔었는데……, 그렇다면 이 지겨운 음식조절과 운동을 중단하지 말고 계속 또 해야 된다는 말입니까? 마음대로 되는 게 하나도 없습니다.

A. 40

5년 전 당뇨가 있었는데 2년 전 정상으로 돌아 왔더라도 한번 당뇨를 경험한 사람은 컨디션이 좋지 않거나 몸 관리를 제대로 하지 않았을 때는 재발할 수도 있으므로 늘 조심을 하셔야 합니다.

수치상으로는 정상으로 돌아왔더라도 당뇨와 관련된 장기들이 아직까지 제 기능을 완전히 회복하지 못하였거나 약해져 있을 수도 있기 때문에 끝까지 조심을 하시고 음식조절과 운동을 규칙적으로 잘 지키셔야 합니다. 그래서 당뇨는 평생 관리해야 한다는 말이 생긴 것입니다.

한 달 전에 당화혈색소 수치가 정상으로 나왔더라도 내면적으로는 자신도 모르게 지금 당뇨가 진행되고 있을지도 모르는 것입니다.

서서히 초심이 흔들리는 것 같은데 겨우 5년 정도 가지고 벌써 느슨해지시면 안 됩니다. 10년 · 20년도 흐트러지지 않고 꾸준히 관리하는 사람도 많은데 방심하지 말고 초심을 지키시기 바랍니다.

자연요법이란 해보면 쉬운 것은 아니지만 그것을 이기지 못하면 결국 내가 당뇨에게 지고 맙니다.

늘 얘기하는 말이지만 생명은 하나뿐입니다. 부지런함을 생활화하여 지긋지긋한 당뇨를 뿌리치고 건강하고 행복한 인생을 즐길 것인지, 아니면 나태함을 버리지 못해 무의미하고 허망하게 고통의 생명을 마감할 것인지는 전적으로 자신에게 달렸습니다.

음식조절과 운동을 겸한 당뇨관리는 평생토록 반드시 지키셔야 합니다. 초심을 잃지 말고 끝까지 지키셔서 꼭 당뇨를 이기시기 바랍니다.

Q. 41 손발에 땀이 많은 수족다한증도 당뇨합병증인가?

당뇨 약을 먹은 지 10년 가까이 되어 갑니다. 근래에 와서 온몸에 땀과 열이 많고 팔·다리가 저리고 화끈거리기도 합니다. 며칠 전에는 집안에 큰일을 치르느라 스트레스를 많이 받았는데 그 후로는 더 심한 것 같습니다.

손과 발은 365일 축축하게 젖어있고 특히 겨드랑이에 땀이 많으며 약간 격렬한 일을 하게 되면 온몸에 땀샘이 폭발합니다. 당뇨가 있으면 합병증으로 다한증이 올수도 있다는데 사실일까요?

더울 때 흘리는 땀, 매운 거 먹을 때 흘리는 땀, 긴장할 때 흘리는 땀, 사우나에서 흘리는 땀, 식은땀 등의 차이가 무엇인지 궁금합니다. 그리고 땀이 나는 원인이 무엇일까요?

저는 가만히 있어도 손발·겨드랑이에 땀이 많은데 제발 뽀송뽀송한 여자가 되어 연애도 하고 시집도 갈 수 있었으면 좋겠는데 땀 때문에 고민입니다.

A. 41

집안에 큰일을 치르느라 스트레스 때문에 잠시 그럴 수도 있는데, 그것이 원인이라면 며칠 기다려보시면 저절로 증상이 없어질 수도 있습니다.

만약 며칠을 기다려도 증상이 사라지지 않으면 내분비내과에 가셔서 호르몬 계통이나 자율신경계 쪽을 검사해 보는 것이 좋겠습니다.

교감신경이 과도하게 예민하거나 갑상선에 이상이 있으면 땀을 많이 흘리게 됩니다. 검사를 해봐야 알겠지만 원인은 다양합니다. 약국에서 파는 바르는 약물로는 치료가 어렵습니다. 내분비내과나 흉부외과에서 근본적인 치료를 받는 것이 좋을 것 같습니다. 다한증 치료는 교감신경을 차단하거나 절제해 땀의 분비를 막는 시술이 보편적으로 이뤄지고 있습니다.

고혈당 상태가 오래 지속되면 말초신경의 신경섬유와 신경막이 손상되어 감각이 무디어지거나 손·발·팔·다리까지 짜릿짜릿하거나 화끈거리고 따끔따끔해지는 등 저림 증상이 나타납니다.

하지근육수축으로 장단지의 경련 등 근육의 경련과 신경통을 일으키기도 합니다. 자율신경이 손상되면 땀샘이나 모세혈관·각종 장기를 관장하는 자율신경계가 손상을 받아 장기의 기능을 저하시킵니다.

누웠다 일어날 때 혈압이 떨어져서 어지러움을 느끼고, 심하면 의식을 잃게 됩니다. 변비나 설사 등 소장과 대장장애·변실금·요실금 등의 배뇨장애·성기능장애·소화불량 등 다양한 증세가 나타날 수 있습니다.

땀이 나는 원인은 여러 가지가 있습니다. 날씨가 덥거나 운동을 했을 때 증가한 체온을 식혀주기 위한 땀이 있고, 스트레스를 받거나 긴장하는 등 정신적 신경성과 관련되어 나는 땀이 있습니다. 매운 음식을 먹으면 나는 땀도 있습니다.

땀에는 건강에 도움을 주는 이로운 땀이 있고 그렇지 못한 땀이 있는데, 상승한 체온을 조절하기 위한 땀은 체온조절과 함께 몸속의 노폐물을 체외로 내보내는 작용까지 하므로 이로운 땀입니다. 그러나 몸이 허약하거나 질병이 심할 때 나는 식은땀 또는 스트레스성·신경성 땀은 몸에 이롭지 못한 땀입니다.

스트레스성·신경성 땀은 교감신경이 과도하게 예민해지면서 '아세틸콜린'이라는 신경전달물질을 비정상적으로 많이 분비해 나타나는 질병입니다. 유전적 영향이 크고, 스트레스에 의해서도 생기며 긴장하거나 흥분하면 교감신경이 활발해져 증상이 심해지는 게 특징입니다.

당뇨·갑상선 질환·울혈성 심부전 등의 경우에도 다한증이 발생될 수 있으므로 다한증도 당뇨합병증이라고 할 수 있습니다. 대부분의 경우 특별한 원인이 없는 경우도 많습니다.

다한증 환자는 주위의 온도와 상관없이 겨드랑이나 손바닥·발바닥에 땀이 과다하게 분비되어 젖어있는 상태가 지속되며, 일반적으로 긴장이나 불안과 같은 정서적인 자극에 의해 증상이 유발되거나 더욱 심해 질 수 있습니다.

Q. 42 당뇨합병증의 예방과 치료방법은 무엇인가?

할머니께서 올해 73세로 당뇨로 고생하신지 20년 정도 되셨는데 갑자기 근래에 들어 시력이 떨어져 안경을 쓰시고도 글씨가 잘 안 보인다고 하십니다.

그리고 손발도 자주 저리다고 하시고 변비도 심하십니다. 이것이 당뇨합병증인지요? 당뇨합병증을 막을 수 있는 방법과 치료방법도 함께 알려주시면 고맙겠습니다.

A. 42
> 73세의 할머님께서 당뇨가 20년 정도 되셨고 시력저하 · 손발저림 · 변비가 있으시다면 당뇨로 인한 합병증일 가능성이 매우 높습니다.

당뇨합병증의 예방으로는 혈당수치를 높지 않게 유지하는 것이 최선의 방법입니다. 그렇지 못하여 할머님처럼 이미 당뇨합병증이 왔을 때에는 당뇨와 합병증을 함께 치료하셔야 합니다. 당뇨는 내분비내과에서 진료를 받으셔야 하고, 손발 저림은 신경과의 진료를 받으셔야 하며, 시력저하는 안과 치료를, 변비는 일반내과 치료를 받는 등 각각 해당되는 과에서 진료를 따로 받으셔야 합니다.

당뇨합병증 초기에는 당뇨관리를 잘하여 혈당수치만 정상으로 꾸준히 유지되면 합병증은 별다른 치료를 하지 않아도 저절로 없어지기도 합니다. 그래서 당뇨합병증은 발병과 동시에 조기치료가 매우 중요합니다. 당뇨가 있으면 면역력이 약해져서 모든 질병치료가 잘 되지 않기 때문에 합병증이 중증(重症)으로 악화되기 전에 초기 대처가 중요하다는 것입니다.

Q. 43 당뇨 · 우울증 · 손발저림증을 어떻게 하면 고칠 수 있을까?

52세인 저희 엄마가 10여 년간 당뇨 약을 먹고 있는데 수치가 200mg/dl 이하로 내려오질 않습니다. 2년 전부터는 손발 저림 증세가 심하고 우울증이 있어 당뇨와 함께 병원치료를 받고 있는데도 별 차도가 없습니다.

요사이는 우울증이 심하여 밤에 잠도 못 주무시고 낮에는 매사에 관심이 없으며 말수도 현저히 줄었습니다.

그동안 음식조절과 운동은 아주 잘 하시지는 못했지만 그런대로 하고 있었는데 요사이는 의욕도 떨어지고 기운도 없어서 제대로 하시지 않고 있습니다.

담당 의사님들은 투약결과를 좀 더 지켜 보자고만 하시니 답답하기만 합니다. 다른 해결방법은 없을까요?

옆에서 보는 딸로서는 조급한 마음에 지식인에서 도움을 요청합니다. 어떻게 하면 저희 엄마가 옛날처럼 건강한 웃음을 되찾을 수 있을까요? 모든 걸 털고 일어나 옛날의 엄마로 돌아오시기를 간절히 소망합니다.

A. 43

우울증 · 손발저림증은 당뇨로 인해 생긴 합병증으로, 진료 분야는 서로 각각 다르지만 한 가지만 집중적으로 치료해서는 안 되고, 당뇨 · 우울증 · 손발저림증 모두 동시에 따로따로 해당 전문의에게 진료를 받거나 치료를 해야 합니다.

제일 먼저 발생한 당뇨는 대사불량으로 인해 면역력과 자연치유력이 떨어져 생긴 생활습관병입니다. 생활습관병을 치유하려면 신진대사가 원활하게 이루어 질 수 있도록, 바르지 못한 생활습관과 바르지 못한 음식습관을 고치고, 운동을 생활화해야 합니다.(좀 더 자세한 것은 51페이지 [Q20. 어떻게 하면 약 없이 당뇨를 고칠 수 있을까?]의 답글을 참고하시기 바랍니다.)

우울증은 정신장애(노이로제)의 하나로 의욕저하와 우울감이 주요 증상으로 나타나는 질환입니다. 주로 처방 되는 약은 항우울제인데, 항우울제만으로는 치료에 약간의 도움은 될지 모르지만 완치는 어렵습니다.

우울증은 흔히 마음의 감기라고도 하는데, 우울감이 지속적으로 이어진다면 정신과 전문의의 진료 외에도 임상심리전문가로부터 종합적인 심리상담과 검진을 받아 나의 마음을 점검해보는 시간을 갖는 것도 매우 중요합니다.

집에서 혼자 간단히 할 수 있는 우울증에 좋은 방법으로 손톱누르기가 있습니다. 손톱누르기는 손톱의 뿌리 부분을 반대편 손의 둘째셋째 손톱 끝을 이용하여 꼭꼭 눌러주는 것입니다. 손가락 하나하나마다 20~30번 정도 손톱 끝으로 꼭꼭 눌러주고 비비면서 비틀기를 하고 난 뒤 주무르기로 마무리 하는데, 넷째손가락(약지)은 하지 않습니다.

넷째 손가락은 교감신경을 자극하여 스트레스성 호르몬인 아드레날린을 분비하여 혈당을 올리기 때문입니다. 손톱누르기는 차를 타고 다닐 때나 시간 날 때마다 수시로 할 수가 있으므로 자주 하는 것이 좋습니다.

또 다른 방법으로는 사교적 활동과 운동이 우울증상을 감소시키는데 효과가 있으므로 친구나 지인들을 자주 만나거나 걷기 · 조깅 · 수영 등 자신이 즐길 수 있는 운동을 매일 조금씩 할 것을 권장합니다.

> **우울증을 위한 십계명**
>
> **첫째,** 작은 일에 지나치게 얽매이지 않는다.
> **둘째,** 스트레스의 원인을 파악한다.
> **셋째,** 스트레스를 받을 때 자신의 반응을 분석한다.
> **넷째,** 회피하기보다는 해결하고자 한다.
> **다섯째,** 과거에 지나치게 집착하지 않는다.
> **여섯째,** 생활환경에 변화를 준다.
> **일곱째,** 자신감을 갖고 긍정적으로 생각한다.
> **여덟째,** 선택과 포기를 분명히 한다.
> **아홉째,** 항상 대화하는 생활습관을 가진다.
> **열째,** 자신을 구속하고 있는 자기만의 규칙에서 벗어난다.

손발저림증은 당뇨로 인해 혈액이 끈끈해져 혈액순환이 불량하여 말초신경의 손상으로 생긴 신경성 질환입니다.

손발저림증에는 운동을 규칙적으로 꾸준히 하는 것이 가장 좋지만 여의치 않을 때는 발목펌프운동을 반복하면 종아리의 근육과 발의 펌프작용으로 발에 몰린 혈액이 왕성하게 순환되고 노폐물이 제거되어 자연치유력을 높이게 됩니다. 또한 정맥혈의 순환을 촉진하고 노폐물의 여과·정화에 도움을 주어 만성피로와 발의 부종·발저림증에 효과가 있습니다.

인체의 모세혈관 중 손발에 모세혈관이 무려 70%나 집중되어 있으므로 아침저녁 10분간씩 발목펌프운동을 하면 만보를 걷는 효과를 기대할 수가 있습니다.

한쪽 다리에 30번씩 양쪽다리를 번갈아가며 600번 정도로 하는데 아침 기상 시와 저녁 잠자기 전에 10분 정도 합니다. 또 양쪽 발목 뒷부분부터

무릎 뒤쪽 장딴지 부분까지를 도구에 대고 마사지하듯 오르락내리락 도구를 옮겨가며 문지르거나 비비면 아킬레스건 주변에 있는 경혈인 곤륜혈과 태계혈을 자극하여 피로해 지기 쉬운 다리근육의 모세혈관 구석구석까지 혈액순환을 개선하고 숙면에 도움이 됩니다.

 되도록 누워서 하는 것이 편하고 좋지만, 장소가 마땅치 않을 때에는 앉아서 해도 되며 책을 읽거나 TV를 시청하면서도 할 수가 있어 틈틈이 여가시간을 이용하여도 됩니다. 발목펌프운동은 발목에만 적용하는 것이 아니라 같은 방법으로 손목에 응용해도 좋습니다.

Q. 44 저혈당증이란 무엇인가?

    당뇨 발견 8년이 되었고 현재는 당화혈색소 수치 6.6%로 당뇨 약은 계속 먹고 있습니다. 그런데 식후 3~4시간 쯤 지나면 공복감과 함께 몸에 힘이 빠집니다.

    오늘 늦잠자고 일어나서 배고프고 기운이 없는 상태에서 혈당을 체크해 봤더니 59mg/dl가 나왔어요. 놀래서 다시 두 번을 더 쟀는데 60mg/dl과 65mg/dl가 나옵니다.

    자고 일어나면 가끔 손발이 저리기도 한데 이것도 혈액순환이나 혈당과 관계가 있을까요? 손가락을 바늘로 찔렀는데 피가 잘 안 나와 짜내서 측정을 했습니다.

    그저께는 탕수육 먹고 식후 2시간 후 쟀을 때는 133mg/dl이 나온 걸 보면 식후수치는 정상인 것 같은데 공복혈당이 왜 이럴까요? 그전에도 공복혈당이 60mg/dl 이하로 나온 적이 몇 번 있었습니다.

    살이 잘 찌는 체질이라 평소 소식하는데 갑자기 일어서면 어지럽고 눈앞이 캄캄해지는 증상이 있습니다. 그때 간식을 약간 하면 신기하게 힘이 납니다. 그렇다면 저도 저혈당증일까요?

A. 44
혈액에 포도당의 양이 부족하여 생기는 현상을 저혈당이라고 합니다.

    우리 인체가 성장하고, 활동하고, 생각하는 여러 가지 일들을 하기 위해서는 에너지가 필요한데, 이를 위해서는 섭취하는 음식물을 통해 포도당을 흡수하여 이것을 원료로 사용하여 에너지를 얻는 것입니다.

이때 혈관 속에 포도당이 너무 많으면 췌장에서 인슐린을 분비하여 혈당수치를 낮춰주고, 포도당이 너무 적으면 글루카곤을 분비하여 혈당수치를 높여주는 일을 체내에 있는 자동조절시스템에 의해 자동적으로 처리됩니다.

그런데 이 자동조절시스템의 운용을 방해하는 여러 가지 요인들이 생기면 자동조절을 하지 못하고 혈당수치가 높으면 높은대로, 낮으면 낮은대로 그대로 방치됩니다. 이럴 때 혈액에 포도당의 양이 부족하여 생기는 현상을 저혈당이라고 합니다.

저혈당의 증상으로는 심한 허기증과 온몸이 떨리고 식은땀이 나며 심장이 뛰고 불안해지며 기운이 없고 얼굴이 창백해지며 손발 끝이 저려오고 매스꺼움·어지러움·시력장애·무의식·뇌손상 등으로 혼수상태에 빠질 수 있습니다. 혼수상태가 2~3시간 지속되면 뇌손상으로 식물인간이 되거나 뇌졸중·심장손상이 올 수도 있습니다.

응급처방으로는 설탕·꿀·과일주스 등 당분을 공급해 준 후 즉시 병원으로 옮겨야 합니다. 의식이 없는 경우에는 포도당이나 글루카곤주사를 맞아야 합니다.

공복 시에 그냥 배만 고프면 저혈당증이 아닙니다. 공복감과 함께 몸에 힘이 빠지고 어지러운데 간식을 하고 나면 힘이 난다면 저혈당증이 맞습니다. 여러 번 그런 경험을 하셨다면 저혈당증이 틀림없는 것 같습니다. 당뇨 약을 드시는 분들은 당뇨 약을 먹지 않는 사람들보다 저혈당이 오는 경우가 더 많습니다.

정상인은 일반적으로 공복수치 70~100mg/dℓ 미만·식후 2시간수치 70~140mg/dℓ 미만을 유지하지만, 당뇨가 심하면 70mg/dℓ 이하로 혈당수치가 떨어져 저혈당 증상이 오는데, 증상이 느껴지는 수치는 사람마다 일정치가 않으나 50㎎/㎗ 이하로 떨어지면 혼수상태가 오는 경우도 있습니다. 사전에 저혈당 증세를 예방 할 수 있는 방법은 수시로 견과류 등으로 간식을 하는 것이 좋습니다.

　자고 일어나면 손발이 저린 것은 혈액순환장애와 말초신경장애로 인해서 생긴 현상이며, 손가락을 바늘로 찔렀는데 피가 잘 나오지 않는 것은 혈액이 끈끈하여 혈액순환 불량으로 생긴 현상입니다.

Q. 45 당뇨가 없어도 저혈당증이 오는가?

저는 현재 다이어트 중에 있습니다. 주로 현미밥 반공기와 나물 반찬 두 가지에 단백질 식품 이렇게 먹고 있습니다. 식사 한 시간 후 제가 헬스장을 가서 운동을 두 시간을 하는데 한 시간은 근력운동, 한 시간은 유산소운동을 합니다.

참고로 저는 당뇨가 없습니다. 근대 운동 두 시간 정도 후 집에 있는 혈당계로 혈당을 재어 보니 58mg/dl이 나오는 겁니다. 그래서 혹시 몰라 보건소를 가서 혈액검사를 받았는데, 당화혈색소인가 뭔가 그게 4.0%이고 공복혈당은 80mg/dl으로 정상이라고 합니다.

혈압도 정상입니다. 그런데 공복이 어느 정도 지속되면 가슴이 약간 두근거리고, 식은땀이 나면서, 손이 떨리는 증세가 있습니다. 심할 때는 약간 어지럽기도 합니다.

급하게 초콜릿이나 과자 같은 것을 먹으면 증세는 가라앉습니다. 그런데 정상적인 식사를 하고나서는 그런 증상이 별로 없습니다.

점심에 과자나 빵 같은 것으로 끼니를 때운 경우 거의 여지없이 저녁 식사시간 전에 저혈당 증세가 옵니다. 당뇨 가족력은 엄마 쪽으론 당뇨가 없는데 아빠 쪽으로는 당뇨 있는 분들이 많습니다.

저혈당 증세가 온다는 건 당뇨와 관련이 있는 것일까요? 아니면 당뇨와 관련 없이 당뇨가 없는 사람도 저혈당이 오는 걸까요? 당뇨환자가 아닌데도 저혈당이 올수가 있는 것인지요?

A. 45

> 저혈당은 당뇨의 대표적인 증상이지만, 당뇨가 없는 사람들에게도 저혈당이 오는 경우는 간혹 있습니다.

당뇨가 있고 없고를 떠나 저혈당이 오는 경우는 스트레스를 심하게 받았을 때, 과음을 했거나 공복에 음주를 했을 때, 운동량이 너무 많거나 공복상태에서 운동했을 때, 식사시간이 너무 늦어졌을 때, 활동을 심하게 했다거나, 최근에 염증이 심했다던가, 설사나 구토가 심할 때 주로 나타납니다.

당뇨가 없는 사람들이 저혈당이 오는 경우는 인슐린을 분비하는 췌장 β세포의 종양으로 인해 인슐린이 과다하게 분비 되거나 갑상선호르몬·부신피질 호르몬에 이상이 있을 때 저혈당이 옵니다. 또는 다른 질병으로 복용하고 있는 약이 있다면 그 복용하고 있는 약 때문에 저혈당이 올수도 있습니다.

당뇨가 있는 사람들은 경구혈당강하제나 인슐린을 과다하게 투여하거나 공복시간이 길어지거나 과도한 운동을 하면 저혈당이 올 수 있습니다.

저혈당이 오는 경우는 여러 가지의 원인이 있습니다. 당뇨가 있으면 고혈당만 이어지는 것이 아니라 저혈당도 발생하고 고혈당·저혈당이 수시로 반복되기도 합니다. 아버님 쪽으로 가족력이 있으시다면 각별히 신경을 쓰셔서 지금부터라도 관리를 시작하는 것이 좋을 듯싶습니다.

혈당수치 58mg/dℓ · 당화혈색소 4.0%이면 저혈당이 맞습니다. 하루 운동을 두 시간씩 한다면 운동량을 줄이거나 식사량을 좀 늘려보는 것이 어떨까요? 어떤 경우든 저혈당증상이 있을 때는 설탕이나 초콜릿·주스 등 당분을 섭취를 하면 금방 증상이 사라지므로 응급처방으로 당분을 섭취하는 것은 기본입니다.

Q. 46 저혈당을 막을 수 있는 방법은 없는가?

당뇨가 온지 30년 가까이 됐는데 병원 약은 계속 복용하고 있으며, 그동안 음식조절과 운동으로 나름대로 관리를 잘 해 왔는데 10년 전부터는 고혈당보다 저혈당이 자주 옵니다.

고혈당은 200mg/dℓ을 넘지를 않는데 저혈당은 가끔 50mg/dℓ까지 떨어집니다. 그럴 때는 허기증과 어지럼증으로 쩔쩔 매지만 바로 간식이나 당분을 섭취하면 금방 꾀병같이 증상이 사라집니다.

저혈당이 고혈당보다 더 무섭다는데 해결 방법은 무엇일까요?

A. 46

저혈당증을 예방할 수 있는 방법은 호두 · 잣 · 호박씨 · 해바라기씨 · 아몬드 · 브라질너트 등의 견과류나 과일 · 채소 등으로 간식을 하거나 식사 횟수를 늘리는 방법 외에는 별다른 방법이 없습니다.

식사 횟수를 늘리는 방법은 하루에 3끼 식사를 5끼 정도로 늘리는 것입니다. 대신 식사량은 3끼 식사량과 같은 양으로 먹어야 합니다.

즉, 3끼 식사를 1끼에 800kcal씩 하루에 2,400kcal의 식사를 했다면, 5끼로 먹을 때는 480kcal씩 다섯 번 먹으면 2,400kcal가 됩니다.

그러나 30년 동안 그 정도만 유지해 오신 것도 상당히 관리를 잘 하고 있는 것으로 보입니다.

30년 정도 되었으면 이제 당뇨박사가 되셨을 텐데 지금까지 해온 방법으로 앞으로도 계속 해 나가신다면 당뇨로 인한 불상사는 일어나지 않을 것으로 보입니다.

30년 동안 당뇨 약을 드셨다면 앞으로는 자연요법을 더욱 철저히 하셔서 당뇨 약은 서서히 줄이시거나 끊어보시는 것이 어떨지 권유해 봅니다. 병원 약이 저혈당을 더욱 부추기기 때문입니다.

Q. 47 저혈당증 예방차원에서 간식을 먹어도 되는가?

저혈당이 와서 기운이 없고 떨리고 그럴 때를 대비해 그냥 미리미리 당 떨어지기 전에 군것질을 좀 하는 게 좋은 걸까요? 만약 군것질 하는 게 좋은 거라면 어떤 걸 먹는 게 좋을지 추천 좀 해주세요.

A. 47

저혈당이 오기 전 미리 간식을 하는 것도 저혈당증 예방 차원에서 좋습니다.

그러나 한꺼번에 많은 양을 먹거나 너무 자주는 먹지 말고 한번에 5g 정도(큰 스푼으로 한 숟갈 정도)로 허기증이 있을 때에만 먹는다면 도움이 될 것입니다.

간식의 종류로는 잣 · 호두 · 은행 · 호박씨 · 해바라기씨 · 아몬드 · 브라질너트 · 볶은 들깨 · 말린 무화과 · 생 무화과 · 양배추 · 당근 · 콜라비 · 비트 · 무 · 오이 · 토마토 · 다시마 · 김 · 미역 · 굴 · 말린 청국장 · 키위 · 바나나 · 블루베리 · 귤 · 매실 · 포도 · 파인애플 · 감 · 복숭아 · 자두 · 사과 · 배 · 감잎차 · 여주차 · 보이차 · 루이보스차 등이 좋습니다.

Q. 48 식후에 왜 저혈당이 오는가?

나이는 22살에 신장 171cm · 체중 59kg인 남자입니다. 1형 당뇨로 인슐린주사를 3년째 맞고 있는데요. 근래에 들어 황당한 일이 벌어지고 있습니다.

음식을 먹거나 초콜릿 등 당분을 섭취하면 혈당이 오르지 않고 오히려 저혈당이 오는데 이건 대체 무슨 경우일까요? 병원에서는 식후 저혈당 양상이 보인다고만 하고 왜 그런가를 물어도 자세한 설명을 안 해 줍니다.

단걸 먹었을 때 심하면 58mg/dℓ까지 혈당이 내려간 적도 있습니다. 매 식후마다 그런 것은 아니고 1주일에 3~4번 정도 식후 저혈당증이 옵니다. 갑자기 인슐린이 너무 많이 분비되어서 그런 걸까요?

원인을 알아야 식단조절을 할 수 있겠는데 의사선생님도 답을 안 해 주시니 답답하고 궁금합니다.

A. 48
특이 체질인 것 같은데 참 기이한 현상입니다.

병원에서도 "식후 저혈당 양상이 보인다."라고만 말하는 것은 그 원인을 제대로 알지 못하고 있다는 증거입니다. 내분비내과의 정밀검진을 받아도 정확한 원인을 찾기는 어려울 것입니다.

본인이 음식을 통하여 음식량 · 음식종류 등 이렇게도 먹어보고 저렇게도 먹어보고, 혈당을 측정하는 시간도 식사 후 1시간 후에도 해보고 2시간 후에도 해보고 하면서, 자신이 마루타가 되어 다 각도로 실험을 해 보는 수밖에 없을 것 같습니다.

　개인적인 생각으로는 평상시에는 일정량의 인슐린을 방출하다가 당분이 들어오면 갑자기 인슐린을 과잉 방출하는 췌장의 문제가 아닐까 싶습니다만 저도 정확한 이유는 잘 모르겠습니다. 식후 혈당이 저혈당으로 나오는 것에 대한 연구논문도 아직까지는 없는 것으로 알고 있습니다.

Q. 49 고혈당과 저혈당이 반복되는 이유가 무엇인가?

58세의 여자로 6년째 당뇨 약을 복용하고 있는데 혈당수치가 잡히지 않고 고혈당·저혈당의 기복이 심합니다. 어떨 때는 130~150mg/dℓ 사이로 유지되다가 어떨 때는 200mg/dℓ 이상으로 높게 나올 때도 있습니다.

이렇게 수치가 왔다 갔다 하니 어떻게 관리를 해야 좋을지 종잡을 수가 없습니다. 음식조절도 하고 있고 운동도 열심히 나름대로 하고 있는데 수치가 안정되지를 않고 올라갔다 내려왔다만 반복하고 있습니다.

기복이 심한 혈당수치를 안정시킬 방법이 없을까요? 먹고 있는 병원 약의 단위를 높여야 할까요? 아니면 다른 약으로 바꾸어 볼까요? 이렇게 고혈당·저혈당이 지속되면 어떻게 되는 걸까요?

A. 49

> 고혈당이 지속되면 혈액이 끈끈하여 혈액순환이 불량하고, 인슐린 부족으로 인해 혈관 벽이 얇아져서 각종 합병증이 유발합니다. 또 저혈당이 지속되면 저혈당증으로 인해 혼수상태에 빠지거나 이로 인해 생명을 잃을 수도 있습니다.

누구나 음식을 먹으면 수치가 올라가고 음식을 먹은 지가 오래되면 수치가 내려가게 되는데, 건강한 정상인들은 혈당수치가 올라가면 인슐린을 분비해 수치를 낮춰주고, 혈당수치가 내려가면 글루카곤을 분비해 수치를 올려 주는데, 이것은 체내에 있는 자동조절시스템이 작동하여 자동으로 조절해 주기 때문입니다.

그런데 당뇨가 있으면 이 자동조절시스템이 고장이 나서 수치가 높으면 높은대로 낮으면 낮은대로 자동 조절을 못하고 그대로 방치하기 때문입니다. 자동조절시스템이 알아서 척척 해줘야 하는데 그렇지 못하여 그렇습니다. 특히 당뇨환자들 중에 혈당강하제를 복용하거나 인슐린주사를 맞는 경우 너무 투약을 많이 한다거나 운동을 너무 과하게 했을 때도 수치가 내려옵니다.

당뇨가 있으면 질문자님과 같이 혈당수치가 잡히지 않고 고혈당과 저혈당이 반복되는 경우는 매우 흔한 일입니다. 그러나 약의 단위를 높인다거나 낮춘다거나 약을 바꾼다고 해결되는 경우는 드뭅니다. 병원에서 여러 검사를 해도 그 원인을 쉽게 찾지는 못할 것입니다. 혈당수치뿐만 아니라 혈압수치, 기타 모든 수치들도 다 마찬가지입니다.

건강한 사람들도 수치가 일정치가 않고 수시로 변합니다. 당뇨가 있으면 그 변동 폭이 더 큽니다. 그런데 아직까지 현대의학에서도 그 원인을 정확히 규명하지는 못하고 있습니다. 답답하시겠지만 과학적으로 그 원인을 찾아 낼 때까지는 기다릴 수밖에 없을 것 같습니다. 중요한 것은 수치에 너무 신경을 쓰지 않는 것이 좋습니다. 수치에 매달리다 보면 당뇨에 끌려 다니게 됩니다.

당뇨관리는, 당뇨를 끌고 다녀야지 당뇨에 끌려 다녀서는 절대로 이길 수가 없습니다. 수치에 너무 집착하지 말고 정상적인 자연요법(정심요법·식이요법·운동요법·기혈요법)을 충실히, 묵묵히, 이행하다보면 어느 날 당뇨는 저절로 사라지게 됩니다.

찢어지고, 부러지고, 곪고, 터지고, 하는 외과적 질환은 분명 현대의학으로 해결해야 합니다. 그러나 고혈압·뇌졸중·당뇨·치매·고지혈 등 심혈관계 질환은 현대의학으로는 한계가 있습니다.

당뇨관리는 자연요법뿐이며 느긋한 마음으로 유유자적 관리하다보면 언젠가는 당뇨와 결별할 수가 있을 것입니다.

Q. 50 소식을 하게 되면 저혈당이 오지 않는가?

과식과 편식이 좋지 않다는 것은 잘 알려진 사실이지만 소식이 당뇨에 좋다고 하여 1일1식으로 소식을 하려고 하는데 소식을 하면 저혈당이 오지 않을까요? 저는 식탐이 많아 자주 과식을 하는 편인데도 저혈당 증세가 가끔 오거든요?

저혈당이 오지 않는다면 1일1식 중 어느 끼를 먹는 것이 좋을까요? 인터넷을 찾아보니 아침을 먹는 것이 좋다고들 하는데 아침을 먹고 점심·저녁을 굶는 게 나을까요?

그리고 저는 탄수화물, 특히 떡·빵·국수종류를 좋아하고 식사를 할 때도 폭식을 하는 경우가 많은데, 탄수화물이 혈당을 올리는 주범이라기에 탄수화물에 대한 두려움이 있어 좋아하면서도 먹을 때마다 매우 조심스럽습니다. 혈당관리를 위한 음식조절도 쉽지가 않습니다.

제 질문은 과식과 편식과 소식에 대한 장단점은 무엇인지, 그리고 어떻게 하면 1일1식을 성공적으로 할 수 있는지, 탄수화물에 대한 강박관념에서 벗어날 수 있는지에 대한 조언을 듣고 싶습니다.

A. 50

과유불급! 당뇨에 좋은 음식이라도 과식은 좋지 않습니다. 편식·폭식도 마찬가지입니다.

당뇨에 좋고 나쁨을 떠나 무슨 음식이든지 제때에·적당히·알맞게·골고루 먹는 것이 제일 좋습니다. 이것만 지킬 수 있다면 몸에 해로운 것이라도 먹고 싶을 때 조금 먹는 것은 별 문제가 안 됩니다. 먹고 싶은 것을 먹고 난 후의 만족감이 플러스 요인으로 작용하기 때문입니다. 이것은 스트레스 관리(정심요법)에 있어서 아주 중요한 부분입니다.

하고 싶은 것, 먹고 싶은 것을 억지로 참는다는 것은 많은 스트레스를 불러일으킵니다. 편식이 당뇨에 좋지 않은 것은 당뇨에 좋다는 것만 골라서 먹다보면 영양불균형을 초래하여 당뇨를 개선시키는 것이 아니라 당뇨를 더 악화시킬 수도 있다는 것입니다.

그래서 당뇨에 좀 좋지 않더라도 여러 가지를 골고루 먹는 것이, 좋은 것 한두 가지만 먹는 것보다 더 좋습니다. 당뇨에 해롭다거나 좋다는 음식만 고르다보면 마음 놓고 먹을 것이 별로 없습니다.

음식을 가리는 것이 오히려 스트레스를 받아 그것이 당뇨를 더 악화시키기도 합니다. 당뇨에 좀 나쁜 음식이라도 기쁜 마음으로 즐겁고 맛있게 먹으면 보약이 될 수도 있습니다.

그리고 소식은 건강과 장수의 기본입니다. 지금은 넘쳐나는 맛있는 음식으로 어른아이 할 것 없이 과식이 문제입니다. 옛날 먹을 것이 부족했던 시절에는 '우량아 선발대회'라는 것도 있었는데, 지금은 '우량아'가 아니라 '비만아'가 너무나도 많습니다. 비만아는 우량아가 아닙니다.

이제는 남녀노소 누구나 비만으로 인한 난치병의 공포로부터 자유로울 수가 없게 되었습니다. 과식을 하면 과식한 만큼 소화효소가 많이 필요하게 되고, 소식을 하면 그만큼 소화효소의 양이 적게 소모되기 때문에 필요 없는 과식으로 소화효소를 낭비한다는 것은 어리석은 일입니다.

그러나 주의해야 할 것은 당뇨가 심하여 저혈당이 있는 사람들은 너무 소식을 하면 안 됩니다. 그런 사람들에게는 소식이 저혈당을 더 심화시킬 수 있으므로 아주 위험합니다.

또 활동량이 많은 사람들도 자기의 활동량에 맞는 칼로리를 섭취해야 합니다. 이렇게 개개인의 사정에 따라 다를 수 있으므로 각자에게 맞는 올바른 선택을 해야 합니다. 그리고 1일1식을 할 때 일반적으로는 아침을 먹는 것이 좋다고 하는데 꼭 그런 것은 아니고 체질에 따라 다를 수 있습니다.

저는 6년 전부터 1일1식을 하고 있는데 아침1식 · 점심1식 · 저녁1식을 다 해 봤습니다. 왜 그렇게 다 했느냐 하면 아침1식과 점심1식을 했더니 밤에 배고파 잠을 잘 수가 없었어요.

아침1식 3개월 정도, 점심1식 3개월 정도 하다가 도저히 허기증으로 잠을 이룰 수가 없어 저녁1식으로 바꾸고 오후 5시에 하루 한 끼 식사를 합니다. 그랬더니 밤에 허기증도 없고 잠도 잘 오고 수치도 잘 잡혔습니다.

그 후로 5년 이상을 저녁1식으로만 해오고 있는데 병원 약 먹지 않고 정상수치를 유지하고 있습니다. 제 체질이 특이체질인가 봅니다. 아침1식 · 점심1식을 할 때는 허기증으로 잠을 못자니 그 스트레스로 수치조절이 잘 안 된 것 같습니다.

28년 전 당뇨초기에는 당화혈색소 17.0% · 공복혈당 350mg/dl · 식후 2시간 500mg/dl이었는데 지금은 당화혈색소 5.6% · 공복혈당 100mg/dl 전후 · 식후 2시간 140mg/dl 전후입니다. 저는 올해 73살인데 죽는 날까지 저녁1식으로만 할 것입니다.

1일1식을 할 때 허기와 공복감을 감내하지 못하면 1일1식을 성공하기가 어려우므로 처음부터 1일1식을 하지 말고 1일3식을 하면서 서서히 식사량을 점차적으로 줄여가며 자연스럽게 적응할 수 있을 때까지 연습을 해가다가, 어느 정도 적응되면 그 다음 1일2식으로 적응 기간을 거친 후 1일1식으로 들어가야 합니다.

적응 기간 동안 감식(減食)으로 인해 몸에 다른 이상은 없는지 신체의 변화에 대해서도 세심한 관찰을 하면서 해야 합니다.

소식을 하면 소화시킬 음식물의 양이 적기 때문에 소화효소의 소비를 줄일 수 있고, 소화효소가 절약되면 그만큼의 잠재효소가 왕성하게 대사활동을 하여 체온을 상승시키고 교감신경과 부교감신경을 활성화시켜 면역력이 강해집니다.

그리고 음식의 폭식과 탄수화물에 대한 강박관념에 대해서는 너무 얽매이지 말고 자유로워야 합니다.

폭식은 되도록 자제해야하지만 탄수화물에 대한 두려움에 대해서는 설사 혈당을 좀 높이는 음식이라도 먹고 싶으면 참지 말고 그냥 드세요. 그거 조금 먹는다고 당장 무슨 일이 벌어지는 것 아닙니다.

강박관념에 얽매이다보면 한도 끝도 없이 연쇄반응으로 꼬리를 물고 계속 이어집니다. 늪에 빠졌을 때 억지로 빠져나오려고 발버둥 치면 점점 더 늪으로 빠집니다. 무리를 가하지 않고 자연스럽게 살살 여유를 가지고 빠져나오면 금방 빠져나옵니다.

세상 모든 일은 다 같은 이치입니다. 어느 한곳에 얽매여 신경을 쓰다보면 서두르게 되고 스트레스를 받기 마련입니다. 그때는 생각을 다른 곳으로 돌리는 것이 좋습니다. 그러면 강박개념에서 벗어나는데 도움이 될 수 있습니다.

Q. 51 아침식사 후에만 혈당이 높은 이유는 무엇인가?

제가 덩치가 좀 큰 편입니다. 어릴 적 유도를 했고 신장 189cm · 체중 135kg에 배가 많이 나왔습니다.

1년 전 당뇨가 와서 아침에 헬스클럽 가서 근육운동 1시간 하고 출근해서 식사하고 2시간 후 혈당을 체크하면 220mg/dℓ, 다시 체크하면 200mg/dℓ, 바로 다시 체크하면 190mg/dℓ, 이렇게 나오는데 혈당측정기가 잘못 된 걸까요?

그리고 점심 먹고 2시간 후에 체크하면 140~170mg/dℓ 사이, 저녁 먹고 2시간 후에 체크하면 140~170mg/dℓ, 공복은 90~110mg/dℓ 이렇게 나옵니다. 왜 아침 식사 후 2시간 혈당이 높게 나오는지요?

운동 후 30분 후 아침을 먹고 2시간 후 혈당체크를 하는데 유독 아침에만 많이 나오는지 궁금합니다. 지금 복용하는 약은 없습니다.

아버지가 당뇨가 있어 저도 조심 하려고 아침엔 근육 운동 1시간, 저녁 식사 후엔 빠른 걷기 1시간을 하고 있는데 왜 그럴까요? 뭐가 잘못 된 건지 잘 모르겠습니다.

A. 51

체중을 좀 줄여 보세요. 체중을 정상체중으로 유지만 해도 수치가 많이 내려옵니다.

아침식사 후 수치가 높게 나오는 것은 원인을 찾기가 어렵겠습니다. 먹은 음식의 종류와 양에 따라 달라질 수도 있으니 아침 · 점심 · 저녁식사 때의 음식의 종류와 양을 한번 비교해 보시기 바랍니다.

아침 공복수치가 높게 나온다면 간의 문제로 새벽현상일 수도 있겠는데, 식후수치가 높게 나오는 것은 참 애매합니다.

만약 아침·점심·저녁식사 때의 음식의 종류와 양을 비슷하게 먹었는데도 아침 식후수치가 계속 높게 나온다면 아침 식사 후 혈당측정 때 정신적으로 스트레스가 많이 작용하지는 않았는지에 대해서도 관찰해 보시기 바랍니다.

Q. 52 아침 공복 혈당이 식후 혈당보다 높은 이유는 무엇인가?

38세의 주부로 2년 전에 당뇨가 왔는데 수치가 별로 높지 않아 운동과 식이요법은 별로하지 않고 당뇨 약으로만 관리하고 있습니다.

현재 먹고 있는 약은 다이아벡스 500mg을 저녁 식후에 한 알씩 복용하고 있습니다. 그런데 식후 2시간 혈당은 보통 150mg/dℓ 근처로 잘 관리되고 있는데 아침 공복혈당은 160~180mg/dℓ 사이로 계속 높게 나오고 들쭉날쭉 일정하지가 않습니다.

왜 아침 공복수치가 식후수치보다 더 높게 나오는지요? 그리고 들쭉날쭉 오르내리는지요? 여러 가지로 방법을 모색해봤지만 아무리 해도 아침 공복수치가 잡히지 않고 있습니다. 약을 바꾸어 볼까요? 아니면 운동과 식이요법을 빡세게 해 볼까요? 요사이는 은근히 걱정이 되어 불안합니다. 경험 있는 분들의 조언을 듣고 싶습니다.

A. 52

> 저녁식사 후 아침까지 음식 섭취가 전혀 없었는데도 불구하고 취침 전보다 아침에 혈당이 더 높게 측정되는 것은 이상하게 느껴질 수 있습니다.

이럴 때 약을 바꾼다고 해결되기는 어렵습니다.

아침 공복수치가 들쭉날쭉하게, 또는 높게 나오는 것은 당뇨인들에게 매우 흔한 일인데 원인이 매우 다양합니다.

어제 저녁식사 후부터 아침 혈당측정 시까지의 공복시간 길이의 차이, 먹은 음식의 양 및 종류, 어제 저녁 시간대의 운동 여부, 어제 밤의 수면의

질 등 여러 가지 요인이 모두 복합적으로 작용하여 영향이 미칠 수 있습니다. 그 외에도 간에 이상이 있어서 간이 제 기능을 발휘하지 못하여 생기는 새벽현상과 약물과다 투여로 생기는 소모기현상이라는 것도 있습니다.

정상인은 밤새 음식을 섭취하지 않아도 저혈당이 발생하지 않습니다. 심지어 붕괴사고로 지하에 갇혀서 며칠씩 음식을 먹지 못하더라도 저혈당이 발생하지 않습니다.

이렇게 음식물을 섭취하지 않아도 저혈당이 오지 않는 것은 간에서 체내에 있는 지방질과 단백질을 이용하여 포도당으로 분해해서 컴퓨터보다도 더 정교하게 필요한 양을 혈액으로 방출하여 주기 때문에 저혈당은 오지 않고 몸의 기능은 정상적으로 유지되는 것입니다. 이것이 체내의 자동조절 시스템의 역할입니다.

그런데 당뇨가 있으면 적정한 양의 포도당을 만들어 내야하는 간이 제 기능을 하지 못하거나, 자동조절 시스템이 고장이 나서 포도당을 과도하게 만들어 너무 많은 양의 당분을 방출하기 때문에 식후수치보다 아침 공복수치가 더 높게 나타나는데 이것을 새벽현상이라고 합니다.

새벽현상과 매우 유사하게 아침 공복 시에 고혈당을 보이는 현상으로서 소모기현상(Somogi phenomenon)이 있습니다. 소모기현상은 새벽현상과 같이 공복 고혈당을 보이나 원인이 상이하여 반드시 새벽현상과 구분되어야 합니다.

소모기현상의 원인은 과도한 경구혈당강하제나 인슐린을 투여한 경우 잠자는 중에(밤3~4시경) 저혈당이 유발되고 이에 의한 신체의 반응에 의하여 아침 공복에 심한 고혈당이 관찰되는 현상입니다.

이 두 현상을 구분하여야 하는 이유는 치료가 정반대이기 때문입니다. 즉 새벽현상은 인슐린 부족에 의하여 간에서 포도당이 많이 만들어지는 것이 원인임으로 약제를 증량하여야 합니다.

반면 소모기현상은 인슐린 작용이 과다하여 발생한 취침 중 저혈당이 원인임으로 오히려 약제 투여량을 줄여야 합니다. 소모기현상의 경우 특징적인 증상으로서는 취침 중 저혈당에 의하여 아침에 잠에서 깬 후 심한 두통이 있거나, 밤새 땀을 심하게 흘린 경우 그리고 심한 악몽을 되풀이하는 경우 의심하여야 합니다. 두 가지를 확실하게 식별하는 방법으로는 새벽 3시에 혈당측정을 해보는 것입니다. 측정하기에 매우 불편한 시간이나 알람시계를 이용하여 혈당을 측정해 보면 소모기현상인 경우 저혈당으로 측정되고, 새벽현상의 경우 고혈당이거나 정상으로 측정됩니다. 두 가지 현상은 그 원인과 치료가 완전히 반대임으로 반드시 주치의와 잘 상의하여 두 현상을 확실하게 식별한 다음 이에 맞추어 적절한 응급대처를 해야 합니다.

그런데 실제로는 약물투약을 줄이고 늘리는 것은 임시방편, 즉 발등의 불만 끄는 형국으로 근본적인 해결책이 아닙니다. 장기적으로 봤을 때 가장 중요한 것은 간을 보강하고 자동조절 시스템을 정상화 시키는 일입니다. 간 보호에는 밀크씨슬(엉겅퀴)이 좋습니다.

Q. 53 춤추는 혈당수치를 어떻게 하면 잡을 수 있을까?

지겨운 당뇨와 씨름한지도 10년이 다 되어 갑니다. 그런데 문제는 춤추는 혈당수치입니다. 병원약도 10년 가까이 먹고 있고 음식조절도 나름대로 하고 있고 운동도 열심히 하고 있는데 들쭉날쭉 하는 혈당수치는 잡히지 않고 있습니다.

항상 같은 시간에 혈당수치를 측정하고 있는데 이틀 전엔 259mg/dℓ, 어제는 228mg/dℓ, 오늘은 237mg/dℓ로 나옵니다. 왜 이렇게 잴 때마다 차이가 심할까요? 뭐가 문제일까요? 측정할 때마다 제 각각이니 혼란스럽습니다. 의사선생님께 물어봐도 뚜렷한 말씀을 해 주시지 않고 "지켜보자."고만 하십니다.

다른 분들도 그러신가요? 아니면 저만 그런가요? 1시간 전에는 237mg/dℓ이 나왔었는데 혹시나 해서 지금 방금 또 측정해 보니 250mg/dℓ이 나오네요. 1시간 동안 먹은 것도 없고 운동도 하지 않고 별로 달라진 것이 없는데 혈당수치는 저 혼자 이렇게 13mg/dℓ이나 오릅니다. 왜 그럴까요? 답답합니다. 여러 경험자분들의 고견을 듣고 싶습니다.

A. 53

> 당뇨가 있으면 체내의 자동정상화장치가 고장이 나서 혈당수치가 오르면 오르는 대로, 내려오면 내려 온 대로 자동조절을 못하고 그대로 있기 때문에 널뛰기 수치가 반복되는 것입니다.

우리 인체는 외부환경과 체내환경의 환경변화에 순간순간 대응하여 체내의 환경을 일정하게 유지하려는 성질이 있는데 이것을 항상성(恒常性)이라 합니다.

이 항상성이 유지될 수 있도록 조직화된 시스템을 자동조절시스템 또는 자동정상화장치(自動正常化裝置)라고 합니다. 당뇨가 없는 건강한 사람들은 혈당수치가 내려오면 올려 주고 수치가 올라가면 내려 주는 것을 자동조절시스템(자동정상화장치)이 작동하여 자동으로 조절해 주기 때문에 고혈당·저혈당이 오지 않고 언제나 일정한 정상수치가 유지되도록 해 주는 것입니다.

예를 들어 건강한 사람이 붕괴사고로 흙더미 속에 1주일 이상 매몰돼 있어 아무 것도 먹지 않았는데도 불구하고 체내의 자동조절시스템이 작동하여 체내에 있는 단백질과 지방질을 분해하여 포도당으로 대체 활용하기 때문에 저혈당이 오지 않는 것입니다. 즉, 오늘 1시간 전에는 237mg/dℓ이 나오고 그 후 1시간 동안 별로 달라진 것이 없었다면 조금이라도 수치가 낮아져야 하는데 오히려 250mg/dℓ으로 올라간 것은 체내의 자동조절시스템이 자동으로 대처해주지 못하여서 생긴 현상입니다.

그래서 당뇨가 있는 사람들에게 춤추는 혈당수치는 흔히 겪는 일이므로 어느 정도의 혈당수치 변화는 감안하셔야합니다. 그러다가 당뇨가 정상으로 회복되면 수치의 변화와 기복도 자연히 줄어듭니다.

자동조절시스템이 고장 났을 때 그대로 두면 고혈당으로 인한 합병증의 위험이 있으니 그 합병증을 막아보려고 고혈당을 수동으로 낮추는 것이 경구용 혈당강하제와 인슐린을 투약하는 약물요법입니다.

그런데 이 약들은 한계가 있습니다. 약의 종류와 양을 아무리 잘 처방한다 해도 부작용도 생길 수 있으므로 체내의 자동조절시스템보다는 못합니다. 자동조절시스템을 복원하지 않고 약물요법만으로는 춤추는 혈당을 잡을 수가 없습니다.

그러나 아직까지도 학문적으로 자동조절시스템의 복원에 대한 연구이론이나 실험사례는 없습니다. 그저 자연요법(정심요법·식이요법·운동요법·기혈요법)에 기대를 걸고 힘든 싸움을 하고 있는 실정입니다.

정심요법은 마음 다스리기 요법으로 스트레스(근심·걱정·불안)를 피하고, 욕심과 조급함, 부정적인 생각을 버려야 하며, 한 템포 '느린 삶'으로 늘 긍정적이고 희망적, 낙천적인 마인드로 사는 것입니다.

식이요법은 인스턴트식품(떡·라면·빵·과자·사탕·사이다·콜라 등)과 기름진 육류음식·가루음식·튀긴 음식은 되도록 피하고, 씨눈달린 곡식류·해조류·생선어패류·버섯류·채소류 등 자연식품으로 여러 가지 음식을 골고루, 알맞게(과식은 금물), 제때에 먹는 것입니다.

운동요법은 빠른 걷기·달리기·자전거타기·등산·수영·줄넘기 등 유산소운동과 역기·아령 등 근력운동을 적절히 배합하여 지속적이고 규칙적으로 하루에 60분 전후로 운동을 하는 것입니다.

기혈요법은 온열요법과 정골(正骨)요법으로 몸과 마음을 늘 따뜻하게 유지하고, 바른 자세의 척추골격을 유지하는 것입니다. 이 네 가지요법만 성실히 실천하면 다소나마 자동조절시스템의 복원을 기대할 수가 있는데, 이것이 말로는 쉬운 것 같아도 실제 해보면 보통 힘 드는 일이 아니라는 것이 문제입니다.

Q. 54 살을 빼면 혈당수치가 내려온다는데 사실인가?

키 175cm · 체중 108kg이나 되는 26세 청년으로 당뇨 · 고혈압 · 고지혈증 약을 2년째 먹고 있습니다. 복부비만이 심한 고도비만이라 그런지 약을 먹어도 수치 조절이 잘 안 됩니다.

의사선생님은 살을 빼면 수치가 많이 내려온다고 해서, 헬스클럽에 가입하여 6개월째 빡세게 운동을 하고 있는데도 복부비만은 꿈쩍도 하지 않고 당뇨 · 고혈압 · 고지혈증 수치도 별로 나아지지 않습니다.

정말 살을 빼면 혈당 · 고혈압 · 고지혈증 수치가 내려온다는 게 사실일까요? 그런데 복부비만 빼는 운동이 너무 힘듭니다.

6개월째 열심히 하고 있는데도 힘만 들고 살도 안 빠지고 수치도 안 떨어지니 운동 말고 다른 방법으로 살을 뺄 수 있는 방법은 없을까요? 경험 있는 분들께서 좋은 방법 있으면 알려주시기 바랍니다.

A. 54

당뇨 · 고혈압 · 고지혈증 · 비만은 발병의 뿌리가 모두 같으므로 같은 방법으로 관리하시면 당뇨 · 고혈압 · 고지혈증 · 비만 모두 함께 좋아집니다.

체중이 비만하면 혈액과 혈관 · 근육 · 피부에 지방이 축적되어 혈액이 끈끈해 지고 혈관 벽이 두꺼워지거나 좁아져서 혈액순환이 나빠집니다.

이로 인해 비만은 당뇨 · 고혈압 · 고지혈증 등 각종 혈관계 질환을 일으키는 주범이므로 정상체중을 유지하는 것은 건강관리에 필수사항입니다.

그러나 체중을 줄이는 것만으로는 당뇨 · 고혈압 · 고지혈증에 어느 정도의 효과는 있지만, 체중만 줄인다고 당뇨 · 고혈압 · 고지혈증을 다 잡기는 어렵습니다. 복부비만을 줄이기 위해 운동을 열심히 하는 것은 좋지만, 운동만으로 당뇨·고혈압·고지혈증이 해결되는 것은 아닙니다. 식이요법도 중요하므로 운동과 식이요법을 함께 병행해야 합니다.

  체중을 빼고 운동과 식이요법을 꾸준히 병행해야 더 큰 효과를 기대할 수가 있습니다. 너무 운동에만 매달리지 말고 식이요법도 적절히 활용하시기 바랍니다.

  식이요법은 인스턴트식품(떡·라면·빵·과자·술·사이다·콜라 등의 가공식품)과 기름진 육류식품·가루음식·튀긴 음식은 되도록 피하고, 씨눈 달린 곡식류·해조류·생선어패류·버섯류·채소류·과일류 등 자연식품으로 여러 가지를 골고루, 알맞게(과식은 금물), 제때에 먹는 것이 좋습니다. 음식조절로도 얼마든지 체중을 줄일 수가 있습니다. 음식조절과 운동의 조화를 잘 만들어 보시기 바랍니다.

Q. 55 속이 편해야 혈당도 잡힌다는데 왜 그런가?

당뇨를 만나고부터는 늘 소화가 잘 안되고 변비도 있으며 배변 후에도 항상 잔변감이 있으며 속이 늘 불편합니다. 당뇨를 앓기 전에는 그런 일이 없었는데 당뇨를 앓고 몇 년 뒤부터 그럽니다.

혹시 소화기관에 이상이 생긴 건 아닐까요? 속도 항상 더부룩합니다. 당뇨 때문에 속이 불편한 것인지, 속이 불편하여 당뇨가 온 것인지, 어느 것이 먼저일까요? 소화기관이 편하면 혈당도 잡힌다는데 정말일까요? 아니면 당뇨가 좋아지면 소화기관도 편해지는 것일까요?

A. 55

> 당뇨뿐만 아니라 모든 대사관련 질환은 발병 원인이 같은 한 뿌리이기 때문에 건강해 지려면 몸속에 쌓인 독소를 먼저 제거해야 하는 것이 바로 식이요법의 시작입니다.

우리 몸의 소화기관을 식물에 비유를 한다면 뿌리에 해당되고, 강에 비유를 한다면 상류에 해당된다고 할 수가 있는데, 식물의 뿌리가 상하면 영양흡수를 제대로 할 수가 없고, 강의 상류가 오염되면 강 전체가 오염되기 마련입니다.

이때 아무리 강 하류를 깨끗이 한다고 하더라도 강 전체가 깨끗해지지 않습니다. 상류의 물이 깨끗해지면 하류의 물은 저절로 맑아집니다. 이처럼 소화기관이 깨끗해지면 우리 몸은 저절로 건강해집니다.

먼저 독소와 노폐물을 제거하여 소화기관이 깨끗해지고 난 다음에 영양소를 공급하는 것이 순서이며, 그래야만 좋은 음식과 좋은 약의 효과가 제대로 나타나는 것입니다.

오염된 물을 완전히 버리고 새물을 채워야 깨끗한 물이 되지, 오염된 물에 깨끗한 물을 섞어봐야 그대로 오염된 물입니다.

당뇨가 먼저인지, 소화기관의 불편이 먼저인지는 닭과 계란이 어느 것이 먼저인지와 같은 논리일 것 같네요. 두 가지 중 어느 한 가지라도 먼저 좋아지면 나중에 한 가지는 저절로 따라 좋아지지 않을까요? 그러나 제 경험으로는 소화기관이 깨끗해지니까 당뇨도 따라 좋아지는 것 같습니다.

Q. 56 밤에 일을 하고 낮에 잠을 자는 것은 당뇨에 해로운가?

57세의 남자로 야간 경비직이라 주로 낮에 잠을 자고 밤에는 꼬박 밤을 새웁니다. 운동도 주로 새벽 1시가 넘어서야 합니다. 이렇게 낮에 잠을 자고 밤에는 꼬박 밤을 새운지가 벌써 3년이 넘었습니다.

그래서 그런지 당뇨 약을 먹는데도 혈당수치가 좀처럼 잡히지 않고 오히려 더 올라가는 것 같습니다. 밤·낮이 바뀐 것이 혈당수치에 영향을 미치는 걸까요? 그리고 당뇨환자는 추울 때나 더울 때에 혈당조절이 잘 안 된다는데 이유가 무엇일까요?

A. 56
밤·낮이 바뀐 생활습관은 당연히 혈당수치에 영향을 미칩니다.

모든 생물은 운동·식사·하는 일 등 하루의 모든 일상생활에 있어서, 해 뜨면 움직이기 시작하고 어두워지면 쉬는 것이 원칙입니다. 대부분의 동물들을 보아도 낮에는 먹이를 찾아 움직이고 밤에는 잠을 잡니다. 식물도 마찬가지입니다. 하물며 사람인데 다를 수가 있겠습니까?

밤에 일을 하고 낮에 잠을 자는 밤낮이 바뀐 것도 좋지 않지만, 하루 24시간 일하고 다음 날 24시간 쉬는 격일제 근무도 신체바이오리듬이 바뀌어 좋지 않습니다. 새벽 1시가 넘어서 운동을 한다는 것도 올바르지 못한 운동방법입니다.

오전이나 오후에 운동하는 것은 큰 차이가 없습니다만 밤에 운동을 한다는 것은 좋지 않습니다. 밤에 일을 하고 낮에 잠을 자는 것은 밤낮이 바뀌게 된 것이므로 인체의 생체리듬이 깨지기 때문입니다.

인체의 바이오리듬이 깨지면 내 몸의 자동조절 시스템이 혼돈을 일으켜 피로가 풀리지 않고 혈당수치도 오락가락하는 것입니다. 해가 뜨면 일을 하고 해가 지면 잠을 자야하는 것이 생물계의 자연법칙인데 그것이 거꾸로 되었으니 당연히 좋을 수가 없습니다.

외국여행을 갔을 때도 혈당수치가 춤을 추는 것은 우리나라와 외국과의 시차 등 환경이 다르기 때문입니다. 우리나라에 길들여진 내 몸의 생체리듬이, 해가 뜨고 지는 시간도 다르고 기후도 다른 외국의 급격한 환경변화에 순응하지 못해서 생기는 현상입니다.

봄·여름·가을·겨울·밤·낮의 변화에 순응하며 살아야 당뇨관리가 잘 됩니다. 여름에는 덥게 생활하여 땀을 흘리고 겨울에는 추위에 견디도록 몸을 단련해야, 면역력이 강해지고 자연치유력이 높아져 당뇨관리에도 좋은데, 에어컨과 보일러를 너무 가까이하여 더위와 추위를 모르고 살면 몸의 저항력이 떨어져 당뇨관리에 좋지 않습니다.

그리고 혈당의 수치가 추울 때와 더울 때에 더 올라가는 것이 아닙니다. 계속 춥거나 계속 덥다면 수치가 올라가지 않으나, 덥다가 갑자기 추울 때, 또는 춥다가 갑자기 더울 때, 이렇게 기온이 갑자기 변할 때 수치가 올라가는 것입니다.

즉, 봄·여름·가을·겨울 이렇게 계절이 바뀔 때 마다 환절기에 수치조절이 잘 안됩니다. 몸에서는 더운 기온에 길들여져 있는데 갑자기 추워지면 추운 기온에 적응을 못해 적응기간까지는 수치가 조절이 안 되고 올라가거나 내려가는 널뛰기수치를 보이는 것입니다.

Q. 57 스트레스가 어째서 혈당수치를 올리는가?

저는 당뇨를 만난 지 5년 정도 되는데 하는 일이 사람을 많이 상대해야 하는 일이라 스트레스가 무척 많습니다. 그런데도 사람을 만나는 시간이 불규칙하여 업무시간도 불규칙하고 음식조절과 운동도 제대로 잘 하지 못하고 있습니다.

그래서 그런지 병원 약은 계속 먹고 있는데도 수치가 너무 굴곡이 심합니다. 제가 궁금한 것은 왜 스트레스가 혈당수치를 올리는 걸까요?

스트레스가 혈당수치를 올리는 것이 확실하다면 스트레스를 줄일 수 있는 좋은 방법은 없는 것일까요? 스트레스만 줄이면 굴곡이 심한 혈당 수치를 좀 잡을 수 있을까요? 하루하루가 너무 힘듭니다.

A. 57
아무리 식이요법·운동요법을 철저히 지킨다 하더라도 스트레스가 많으면 당뇨치유는 기대하기 어렵습니다.

통계자료에 의하면 당뇨의 발병 원인을, 스트레스 40%·잘못된 식사 30%·운동부족 15%·환경적 요인 15%라고 하는데, 제 경험으로도 정심요법(스트레스) 40%·식이요법 30%·운동요법 20%·기혈요법 10% 정도 차지하지 않을까 생각합니다.

스트레스를 받으면 우리 몸에서는 코티솔·아드레날린 등과 같은 호르몬들이 분비되어, 이 호르몬의 작용으로 일시적으로 포도당 생성이 늘어나 당분을 급격히 방출하기 때문에 건강한 사람도 혈당수치가 일시적으로 올라갑니다.

그런데 당뇨가 있으면 두 말할 여지없이 더 심하므로 스트레스를 최소화 하도록 노력해야 합니다. 그렇다고 스트레스만 줄인다고 혈당 수치가 잡히는 것은 아닙니다.

스트레스 감소와 식이요법과 운동요법 등이 함께 조화를 이루었을 때 혈당 수치가 잡히는 것입니다. 식이요법에 있어서도 좋은 음식 몇 가지에만 매달릴 것이 아니라, 전체적인 영양관리를 해야 효과가 있습니다.

인생의 모든 것이 다 마찬가지이지만 당뇨관리에 있어서도 지엽적인 면에만 집착하여 '이것이 좋다, 저것이 좋다' 속단하는 경우가 많은데, 매사는 부분적인 단면만 볼 것이 아니라 전체적인 총체를 봐야합니다. 그래야만 당뇨가 치유되는 것입니다.

Q. 58 식이요법도 체질마다 달리해야 하는가?

어느 책에서 봤는데 식이요법도 체질마다 하는 방법을 달리해야 한다는데 사실일까요? 그렇다면 나의 체질이 무슨 체질인지는 어떻게 알 수가 있을까요?

자기 체질에 맞는 식이요법의 방법을 찾는 것은 또 어떻게 하면 될까요? 가면 갈수록 어려운 문제가 한두 가지가 아닙니다.

A. 58
맞습니다. 식이요법도 체질마다 맞는 방법을 찾아서 하는 것이 훨씬 더 효과가 큽니다.

커피를 한잔만 마셔도 잠을 못자는 사람이 있고, 반대로 커피를 아무리 마셔도 잠을 잘 자는 사람도 있습니다. 곡류와 채식이 맞는 사람이 있고 육류가 맞는 사람도 있습니다. 곡식 중에서도 현미가 맞는 사람이 있고 보리가 맞는 사람이 있습니다. 어떤 사람은 혈당수치 200mg/dℓ에서 합병증이 와서 쩔쩔매는 사람이 있고, 어떤 사람은 500mg/dℓ에서도 합병증 없이 생활에 불편 없이 잘 견디는 사람도 있습니다.

이런 현상들은 사람마다 서로 체질이 다르기 때문입니다. 다른 사람에게는 좋다고 해도 나에게 체질적으로 맞지 않는다면 나에게는 좋지 않을 수도 있습니다.

한방에서 말하는 체질은 태양·태음·소양·소음 이렇게 주로 네 가지 체질을 얘기하는데, 이때 나의 체질이 무엇인가에 대해서는 정확히 알기가 어렵습니다.

체질은 평생토록 변하지 않는 것이 아니라 생활환경에 따라 수시로 바뀌기 때문에 태어날 때 체질이 죽을 때까지 그대로 유지되는 것이 아닙니다.

그러므로 태양·태음·소양·소음체질을 굳이 알아보려고 할 것이 아니라 자기가 스스로 마루타의 생체실험처럼 이렇게도 해보고 저렇게도 해봐서 어느 것이 자기에게 맞는지는 본인이 직접 체험을 통해 알아봐야 합니다.

이것을 찾는 것이 쉬운 일은 아닙니다. 오랜 시간과 관찰이 필요합니다. 자기 체질에 맞는 당뇨관리 방법을 찾는 것은 오직 본인만이 할 수 있습니다.

현대의학에서 말하는 혈당수치·당화혈색소수치·혈압수치 등 각종 수치는 개개인마다 서로 다른 체질의 수치를 일일이 다 나눌 수 없으므로 일정 인원을 선발하여 실험·연구한 평균값입니다. 이 평균값을 가지고 체질이 서로 다른 수많은 개개인에게 똑 같이 적용한다는 것은 아무래도 문제가 없을 수는 없는 일입니다.

Q. 59 당뇨에 좋은 음식엔 어떤 것들이 있는가?

어머니께서 30년 정도 당뇨로 고생하고 계시는데 병원 약은 꾸준히 빠뜨리지 않고 복용하고 계시지만 수치의 기복이 심합니다.

돼지감자·여주가 좋다고 하여 몇 달을 드시고 계시지만 크게 효과는 없습니다. 어머니께 도움을 드릴 수 있는 당뇨에 좋은 식품과 음식에는 어떤 것들이 있는지 추천 좀 부탁드립니다. 이왕이면 맛도 좋은 음식이라면 더 좋겠습니다.

A. 59
당뇨에 좋은 음식만 골라 먹는다고 당뇨치료가 되는 것이 아닙니다.

흔히 돼지감자가 좋다, 여주가 좋다, 하며 좋은 음식만 찾는데 당뇨에 좋은 음식만 오래도록 먹기도 어렵지만, 당뇨에 좋은 음식만 골라 먹는다고 당뇨치료가 되는 것이 아닙니다. 또한 입이 원하는 맛있는 음식만 찾을 것이 아니라 몸이 원하는 식품을 찾아야 합니다. 몸이 원하는 음식들은 가공하지 않은 식품들이기 때문에 식품고유의 맛만 있을 뿐 특별한 맛이 있는 것은 아니고 더러는 맛이 없는 것도 많습니다.

당뇨가 있으면 피가 끈끈해져 혈액순환이 잘 안됩니다. 끈끈한 피를 맑은 피로 바꾸기 위해서는 담배는 끊으시고 술은 절주를 하시는 것이 좋으며, 인스턴트식품(떡·라면·빵·과자·사탕·가공음료수 등)·기름진 육류음식·가루음식·튀긴음식은 피를 탁하게 하므로 되도록 피하거나 적게 드시는 것이 좋습니다. 반면 피를 맑게 하는 씨눈달린 곡식류·해조류·생선어패류·버섯류·채소류·육류·과일류 등 자연식품으로 드시는 것이 좋습니다.

당뇨에 먹지 말라는 음식이나 먹어서는 안 되는 식품은 없습니다. 좋고 나쁜 식품은 있을 수 있지만 그것도 체질에 따라 다를 수 있으므로, 굳이 좋고 나쁜 식품을 가리기보다는 어떤 식품이든 과식하지 말고, 여러 가지를 골고루, 조금씩, 알맞게(포만감 70~80%만 섭취), 제때에 드신다면 무엇을 드시더라도 별 문제가 없습니다.

참고로 당뇨에 좋은 식품은 다음과 같습니다.

곡식류	현미 · 흑미 · 좁쌀 · 테프 · 콩 · 팥 · 보리 · 율무 · 수수 · 옥수수 · 참깨 · 들깨 등
채소류	마늘 · 양파 · 생강 · 부추 · 파 · 우엉 · 연근 · 당근 · 무 · 감자 · 더덕 · 도라지 · 콜라비 · 비트 · 브로콜리 · 케일 · 신선초 · 컴프리 · 알팔파 · 미나리 · 시금치 · 양배추 · 배추 · 상추 · 깻잎 · 쑥갓 · 치커리 · 청경채 · 오이 · 가지 · 고추 · 파프리카 · 피망 · 호박 · 토마토 · 달래 · 쑥 · 고들빼기 · 씀바귀 · 냉이 · 취나물 · 두릅 · 느릅 · 죽순 등
버섯류	송이버섯 · 표고버섯 · 느타리버섯 · 팽이버섯 · 양송이버섯 · 새송이버섯 · 능이버섯 · 석이버섯 · 목이버섯 · 뽕나무버섯 · 싸리버섯 · 운지버섯 · 말굽버섯 · 영지버섯 · 상황버섯 · 차가버섯 등
해조어패류	김 · 파래 · 다시마 · 미역 · 매생이 · 톳 · 함초 · 굴 · 바지락 · 재첩 · 꼬막 · 다슬기 · 멸치 · 황태 등
발효식품류	된장 · 청국장 · 고추장 · 간장 · 김치류 · 젓갈류 · 장아찌류 · 식초 · 요구르트 · 치즈 · 피클 등
과일류	키위 · 무화과 · 바나나 · 블루베리 · 귤 · 매실 · 포도 · 파인애플 · 감 · 복숭아 · 자두 · 사과 · 배 · 머루 · 다래 · 산딸기 등
견과류	잣 · 호두 · 호박씨 · 해바라기씨 · 아몬드 · 땅콩 · 브라질너트 · 말린무화과 등
기타	감잎차 · 여주차 · 둥글레차 · 우엉차 · 보이차 · 루이보스차 · 맥주효모 · 스피룰리나 · 클로렐라 · 볶은들깨 · 새싹보리순 · 여주 · 돼지감자 · 아로니아 · 아마란스 · 동충하초 · 곤약 · 야콘 · 겨우살이 · 솔방울 · 솔잎 · 뽕잎 · 오디 · 쇠비름 · 질경이 · 민들레 · 엉겅퀴 · 산수유 · 오미자 · 구기자 · 천마 · 산마 · 칡뿌리 · 칡순 · 비수리 · 담쟁이넝쿨 등

Q. 60 당뇨에 좋은 차나 간식에는 어떤 것들이 있는가?

공무원 정년퇴직하고 딱히 하는 일없이 소일하다보니 자꾸 주전부리를 하게 되는데 당뇨 때문에 맘 놓고 먹을 만한 게 없습니다.

당뇨를 치료할 수 있는 약은 없다는 걸 알겠는데 당뇨에 좋은 차나 간식에는 어떤 것들이 있을까요? 30년을 당뇨와 씨름하고 있는데 수많은 좋다는 약을 먹어봤지만 혈당수치는 늘 이렇게 춤을 추고 있습니다.

이제는 병원 약도 진저리가 납니다. 올해 나이 75세로 살만큼 살아서 이제는 차라리 먹고 싶은 것 좀 먹고, 하고 싶은 거 좀 하면서 살고 싶은데 이왕이면 당뇨에도 좋은 것 있으면 추천 좀 부탁드립니다.

그동안 당뇨 때문에 숱한 얽매임과 절제로 기 한번 펴 보지 못하고 조심조심 살얼음판을 걷는 심정으로 살아왔는데, 70을 넘기고 나니 이제는 좀 자유롭게 살고 싶어집니다. 차 한 잔 마시면서 어디에도 구속받지 않고 얽매이지 않는 해방된 마음으로 석양노을의 마음여백에 구름그림이라도 한 점 그려보려고 합니다.

A. 60

약보다는 일상생활의 식사에서 무엇이든지 잘 드시고, 잘 소화시키는 것이 혈당관리에 더 좋으며, 그보다 더 좋은 것은 질문자님의 생각과 같이 어디에도 구속받지 않고 얽매이지 않고 유유자적 살아가시는 것이 석양의 노을을 더 아름답게 물들이는 마음의 여유가 아닐까 생각해 봅니다.

오랜 기간 고생이 많으셨습니다. 30년이나 되셨다면 그래도 그동안 관리를 잘 하신 덕분이 아니겠어요? 질문자님 말씀마따나 이제는 연세도 있으신데 30년씩이나 고생하셨으니 하고 싶은 것도 좀 즐기시면서 여유로운 마음으로 관리하시는 것이 오히려 노후를 마감하는 뜻 깊은 일일지도 모르지요.

그 연세에는 드시고 싶은 것, 하시고 싶은 것 조금씩 하시는 것이 오히려 스트레스 감소 차원에서도 플러스 효과가 있을 수도 있습니다.

아시다시피 약으로는 혈당을 잡기가 어렵잖아요?

하루하루의 일상이 즐겁고 보람된 시간이 되시기를 바라며, 때로는 석양노을의 마음여백에 사슴·노루도 그리시고 봉황도 그리셔서, 멋진 구름 그림이 차곡차곡 쌓이셨으면 좋겠습니다.

당뇨에 좋은 차로는 감잎차·여주차·쑥차·국화차·우엉차·둥글레차·보이차·루이보스차가 좋구요, 비트즙도 좋습니다. 간식으로는 볶은 들깨·잣·호두·은행·호박씨·해바라기씨·아몬드·브라질너트·땅콩·말린 무화과·생 무화과·키위·바나나·블루베리·귤·매실·포도·파인애플·감·복숭아·자두·사과·배·양배추·당근·콜라비·비트·무·오이·생고구마·생감자·토마토·다시마·김·미역·굴·말린 청국장 등이 좋습니다.

그 외 당뇨에 좋은 기타 식품으로는 산삼·장뇌삼·봉황삼·홍삼·바나바·화살나무·겨우살이·하눌타리·계피·누에가루·해당화뿌리·꾸지뽕·차가버섯·상황버섯·아가리쿠스·가시오가피 등도 좋습니다.

위에 열거한 견과류에는 건강에 좋은 불포화지방산과 각종 미량영양소가 많이 함유되어 있어 당뇨 간식으로 좋기는 하지만, 지방이 많기 때문에 많이 드시지 말고 큰 숟가락으로 하루 3~5 숟가락 정도로 드시는 것이 적당합니다. 과다하게 섭취하는 경우에는 지방으로 인한 열량 섭취가 증가될 수 있기 때문입니다.

과일에도 비타민·미네랄·섬유질·효소가 많아 당뇨에는 좋은 간식이지만, 당분이 많은 관계로 한꺼번에 많이 드시기보다는 하루에 어른 주먹 크기만한 것으로 1~2개 정도 드시는 것이 적당합니다. 채소류는 많이 드셔도 무리가 없습니다.

이제 앞으로의 여생은 지금까지 얽매였던 당뇨의 굴레에서 벗어나 그동안 못다 이루신 것 다 이루시고 늘 기쁘고 평화로운 나날이 이어지시기를 거듭거듭 앙망하옵니다.

Q. 61 당뇨에 미량영양소 섭취가 그렇게 중요한가?

탄수화물·단백질·지방질 같은 말은 많이 들어 봤어도 미량영양소라는 용어에 대해서는 생소해서 잘 모르겠습니다. 미량영양소가 뭘까요? 그리고 미량영양소가 당뇨에 그렇게 중요한 것일까요?

제가 중2년생이라 어려운 말로 설명하면 이해가 잘 안 되니 좀 쉬운 말로 설명해 주셨으면 좋겠습니다. 그리고 비타민은 꼭 먹어야 하는 걸까요?

A. 61
우리가 몸의 기능을 정상적으로 유지하려면 50여 가지의 영양소가 매일 우리 몸에 필요하답니다.

그 중에서 가장 중요한 당질(탄수화물)·단백질·지방질을 3대 영양소라고 말하며, 효소·섬유질·미네랄·비타민을 포함하여 7대 영양소라고 합니다. 그 외에도 아미노산·지방산·산소·수소·탄소·질소·기타 보조인자 등 모두 50여 가지의 영양소를 섭취해야 한다고 합니다.

일반적으로 산소·수소·탄소·질소는 식품과 공기 중에 존재하므로 섭취하는데 큰 문제가 없지만, 나머지 영양소는 식품을 통해서 균형 있는 섭취를 해야 건강이 유지됩니다. 이 7대 영양소 중에서 당질·단백질·지방질을 제외한 효소·섬유질·미네랄·비타민을 미량영양소라고 합니다. 당질·단백질·지방질은 우리 몸을 이루는 근육과 골격·피부·세포·혈액·에너지 등을 만드는데 주로 쓰이며, 효소·섬유질·미네랄·비타민은 신진대사를 조정해 주는 물질로서 독소해독과 제거, 심장·신경·근육의 활성 조절, 혈색소 형성, 산소운반, 혈액청결, 성장 발육 조절, 면역력 증강, 생각하고 말하는 것 등 이루 헤아릴 수조차 없을 만큼 하는 일이 다양한데, 3대 영양소가 하는 일을 보조해 주는 역할을 한다고 보면 됩니다.

자동차에 비유를 한다면 3대영양소는 연료(휘발유)에 해당되며, 미량영양소는 윤활유에 해당된다고 볼 수 있는데, 자동차에 윤활유가 없으면 운행을 할 수가 없듯이 우리 몸에도 미량영양소가 부족하면 몸의 기능이 정상적으로 작동 유지될 수가 없습니다.

과거 먹거리가 부족했던 시절에는 3대영양소 섭취에만 급급했었지만, 식탁이 풍요로운 지금에는 미량영양소에도 관심을 기울여야 하는데 그렇지 못하다보니 3대영양소는 과잉섭취 되고 미량영양소는 부족섭취로 영양불균형으로 인한 당뇨·고혈압·고지혈증 등 대사성 만성질환이 급증하게 되었습니다.

특히 근래에 들어 당뇨인구가 급속히 늘어나고 있는데 대해 세계적으로 많은 학자들이 실험과 연구를 거듭한 결과, 췌장의 기능과 인슐린 저항성의 기능을 개선시켜 당뇨를 치료할 수 있는 물질은 바로 미량영양소라는 결론을 얻게 되었답니다. 그러므로 비타민·미네랄·효소·섬유질을 적절히 보충해 주면 당뇨관리에 아주 좋아요. 특히 미네랄 중에서는 아연과 크롬·칼슘·칼륨·셀레늄을 많이 섭취하는 것이 당뇨에 더 좋습니다.

비타민은 그 자체가 생체 에너지원은 아니지만, 에너지원을 에너지로 변환시키는데 크게 관여하는 물질이기 때문에 생체 내 신진대사 활동은 비타민이 없으면 돌아 갈 수가 없습니다. 그 중 비타민C와 비타민B군은 당뇨치료에 필수적인 중요 영양소랍니다.

특히 단백질이 아미노산으로 분해되는 과정에서 비타민B_6가 없으면 단백질이 키산토렌산으로 변하게 되는데, 키산토렌산은 인슐린 분비를 방해하는 산성 물질입니다. 단백질이 아미노산으로 분해될 때 당뇨에 좋은 아미노산으로 분해하기 위해서는 비타민B_6와 비타민C를 많이 섭취하는 것이 좋습니다.

비타민에는 수용성 비타민과 지용성 비타민 두 가지가 있습니다. 수용성 비타민은 물로 흡수가 되지만, 지용성 비타민은 물로 흡수가 되지 않고 지방이 있어야 흡수가 됩니다.

또 수용성 비타민은 과잉섭취를 하여도 소변으로 배출되지만, 지용성 비타민은 과잉 섭취를 하면 체내에 축적된답니다. 따라서 지용성 비타민은 적당량을 섭취하는 것이 좋습니다.

그러나 식물성 먹거리에는 우리 몸에 필요한 만큼의 수용성 비타민과 지용성 비타민이 적당한 비율로 골고루 포함되어 있기 때문에 식물성 위주로만 음식을 섭취한다면 과잉섭취나 부족섭취를 걱정하지 않아도 됩니다.

Q. 62 아연·크롬·셀레늄이 정말 당뇨에 좋은가?

당뇨 5년차로 처음엔 1주일간 입원하여 인슐린까지 맞았으나 3년 전부터는 지금까지 먹는 약으로 조절하고 있는 57세의 가정주부입니다. 나름대로 음식조절과 운동도 하면서 조심을 하고 신경을 쓰는데도 혈당수치는 안정된 수치로 잡히지가 않습니다.

어떨 땐 그런대로 조절이 되다가도 어떨 땐 갑자기 걷잡을 수 없이 치솟는 경우가 종종 있거든요. 원인이 뭘까요?

며칠 전 TV에서 봤는데 아연·크롬·셀레늄이 당뇨에 좋다고 하던데, 정말 당뇨에 도움이 될까요? 아연·크롬·셀레늄이 어떤 작용으로 당뇨에 좋은지요? 그 말이 사실이라면 저도 한번 먹어보려고 하는데 혹시 거기에 대해 잘 아시는 분이 계시면 답변을 부탁드립니다.

A. 62

당뇨인들이 혈당수치가 안정수치로 잡히지 않는 것은 체내의 자동조절시스템이 고장이 나서 그런 것입니다.

정상인들은 자동조절시스템이 정상으로 작동하여 수치가 낮아지면 높여주고, 높아지면 낮춰주는 것을 스스로 자동으로 해결합니다.

그러나 당뇨가 있으면 이 자동조절시스템이 고장이 나서 혈당수치가 높으면 높은대로, 낮으면 낮은대로 자동조절을 못하기 때문입니다. 이때 아연·크롬·셀레늄이 고장 난 자동조절시스템을 개선 또는 완화시키는 역할을 합니다.

아연은 파괴된 췌장세포의 재생에 크게 관여하고 있으며, 인체의 면역력을 유지하는데 필요한 중요한 영양소입니다. 아연은 세포분열에 필요한 영양소로서 뼈를 만들고 다양한 호르몬을 활성화시키는 기능도 있어서 성장기 어린이들과 당뇨인들에게는 빼놓을 수 없는 필수영양소라고 할 수 있습니다. 그 외에도 아연은 항암작용, 성장호르몬·성호르몬·갑상선호르몬 등의 분비강화, LDL(나쁜 콜레스테롤) 감소, HDL(좋은 콜레스테롤) 증가, 신부전 개선, 간경화 예방, C형 간염예방, 스트레스 감소 등의 효과가 있습니다.

아연이 부족하면 인슐린 분비불량을 유발하여 당뇨를 일으키고, 그 외 전립선비대증·치매·비만·성기능장애·고혈압·고지혈·동맥경화·간기능장애·위궤양·성장 또는 발달 장애·탈모·설사·여드름·습진·식욕 부진·체중 감소·상처 회복 지연·구취·빈혈 등의 각종 질병을 유발합니다.

아연이 많이 들어있는 식품으로는 굴·계란·맥주효모·감자·호박씨·해바라기씨·완두콩·양파·우유·게·새우·곡식의 씨눈 등이 있습니다.

크롬은 인슐린 저항성 개선을 위한 인슐린 수용체의 활성에는 필수적이며, 인슐린의 작용을 도와 당 대사에 중요한 역할을 하여 당뇨예방과 치료에 탁월합니다.

크롬이 부족하면 인슐린 결합 감소, 인슐린 수용체 감소로 인슐린 저항성을 유발시켜 당뇨가 오는데 공복 시 고혈당이 개선되지 않습니다. 그 외 고혈압·동맥경화·심장병·혈중 콜레스테롤 및 중성지방 상승 등이 나타나기도 합니다.

크롬이 많이 들어있는 식품으로는 맥주효모 · 현미 · 곡식의 씨눈 · 굴 · 감자 · 해조류 · 콩 · 브로콜리 · 과일 · 버섯 등입니다.

셀레늄은 항암기능 · 항산화기능 · 해독기능 · 면역력 증진기능이 있는 영양소로서, 세포막 손상을 일으키는 과산화수소와 같은 활성산소를 제거하여 신체 조직의 노화와 변성을 막아 주거나 그 속도를 지연시켜 자외선 · X선 · 방사선의 피해를 경감시켜 당뇨 · 암 · 간 질환 · 신장병 · 관절염 등을 예방하고 치료하는데 필수적인 영양소입니다.

또한 비타민E와 함께 심장의 기능을 강화시켜 협심증 · 부정맥 · 심근경색 · 허혈성 심장병 등을 예방하는데도 효과가 있습니다. 따라서 셀레늄이 부족하면 당뇨 · 노화촉진 · 발암 · 고혈압 · 심장병 · 간세포의 괴사 · 심근약화 · 근육약화 등을 일으킵니다.

셀레늄이 많이 들어있는 식품으로는 맥주효모 · 굴 · 참치 · 어패류 · 마늘 · 양파 · 버섯류 · 해조류 · 곡식의 씨눈 · 동물 간(肝) · 육류 · 생선 · 계란 등이 있습니다.

Q. 63 당뇨에 좋은 영양제를 구입하려는데 어떤 것이 좋을까?

59세의 주부입니다. 당뇨 약을 먹은 지가 10년이 넘었고 음식조절과 운동도 병행하고 있으며 나름대로 할 만한 것은 다 해봤는데도 혈당수치는 200~300mg/dℓ을 오르내립니다. 요사이는 손발도 저리고 쥐도 자주 나며 하루 종일 나른하고 피곤하여 집안일도 하기 힘들 정도입니다.

그래서 평생 한 번도 안 먹어본 당뇨용 영양제나 보조제를 먹어 보려고 하는데 어떤 것을 골라야 할지 종류가 다양하여 고르기가 쉽지 않습니다.

그리고 모두들 자기네 제품이 최고라고 장담을 하니 누구의 말을 믿어야할지 판단이 서지를 않습니다. 경험 있는 분들의 조언을 바랍니다.

A. 63

10여 년간 당뇨 약·식이요법·운동요법으로도 수치가 잡히지 않으셨다면 식이요법 보조제를 생각해 보시는 것도 한 방법일 수는 있습니다.

그러나 그 식이요법 보조제라는 것이 문제가 많습니다. 당뇨에 좋다는 수많은 영양제들이 시중에 판매되고 있지만 대부분 수치만 내리게 할 뿐 당뇨를 근본적으로 해결해 주는 제품은 그리 많지 않습니다.

단순히 수치만 내리게 하는 수치조절용 제품인가, 아니면 당뇨개선에 실제로 도움을 주는 제품인가를 꼼꼼히 챙겨보시고, 대부분의 당뇨용 보조제품들은 가격도 만만치 않기 때문에 믿을 수 있는 제품 선택이 매우 중요합니다.

제품을 섭취했을 때는 금방 수치가 떨어지고 제품섭취를 중단하면 바로 수치가 올라가는 제품은 수치만 내리는 수치조절용 제품입니다.

이런 제품은 강제로 수치를 내리게 하는 원료를 사용하였기 때문에 단기간에 수치는 잘 내려오지만, 아무리 오래 섭취하여도 먹을 때만 수치가 내려올 뿐 섭취를 중단하면 언제든지 다시 또 올라갑니다.

반대로 제품 섭취를 했을 때 효과가 서서히 나타나거나 섭취를 중단했을 때도 수치가 바로 올라가지 않고 오랫동안 현재의 수치가 유지되는 제품은 당뇨개선에 도움을 줄 수 있는 제품이라고 보면 됩니다.

그런데 대부분의 사람들은 마음이 급해서 효과가 빨리 나타나기를 원하고 그래야 좋은 제품인 줄 아는데 그렇지 않습니다. 효과가 너무 빨리 나타나는 것은 일시적으로 수치만 내리게 하는 병원약이나 다를 바가 없습니다.

당뇨가 오랜 세월에 걸쳐서 서서히 진행되어 왔듯이 영양 보조제의 효과도 서서히 나타나는 것이 좋은 제품입니다. 이런 제품으로 미량영양소 보충제인 ○○○(온라인상에서 특정상품을 밝힐 수 없음을 양해바랍니다.)를 소개합니다.

이 제품은 동물의 전립선에서 추출한 아연과 크롬 · 셀레늄 · 레시틴 · 이노시톨 · 달맞이꽃종자유 등과 함께 사이클로 히스프로(Cyclo-his-pro) 효소를 결합하여 킬레이트화 시킨 당뇨용 기능성식품으로, 식이요법의 효과를 상승시키는데 도움을 줍니다.

파괴된 췌장의 β세포 재생에는 아연이 크게 관여하고 있으며, 인슐린 저항성 개선을 위한 인슐린 수용체의 활성에는 크롬이 필수적이라는 사실을 밝혀냈음에도 불구하고, 지금까지 당뇨개선에 도움을 주는 신물질이 발견

되지 못했던 것은, 당뇨가 있으면 아연·크롬의 흡수 메커니즘이 손상되어 인체 내 필요한 양만큼이 흡수되지 못하거나, 일부 흡수가 되더라도 체내에 머무르는 시간이 5~6시간으로 짧아 아연·크롬의 부족상태를 유발하기 때문인데, 이 제품은 일반 아연보다 3~4배의 높은 흡수율과 체내에 12시간 이상 장시간 머무를 수 있게 개발된 특허제품으로, 신진대사에 중요한 미네랄인 아연·크롬·셀레늄을 보충해 줌으로써, 인체의 자가 면역력을 높이고 혈당상승억제에 도움을 줍니다.

Q. 64 약은 적게 먹고 영양제를 많이 먹고 싶은데 어떤 것이 좋을까?

20대 후반 여성으로 2형 당뇨와 고혈압이 있습니다. 약은 최대한 적게 먹고 영양제를 많이 먹고 싶은데, 현재 먹고 있는 영양제는 맥주효모 · 비타민C · 식물성오메가3 · 멀티미네랄(아연 · 크롬 · 칼슘 포함된 것) · 코코넛오일 · 체지방 줄이는 제품 · 홍삼액기스 · 여주즙 이렇게 여덟 가지를 먹고 있습니다.

하루 세 번 시간 맞춰서 먹으라고 하는데 잊어버릴 때가 많습니다. 꼭 시간 맞춰서 먹어야 할까요? 그리고 여기서 줄이거나 더 늘릴 제품은 없을까요? 아침에는 식사를 하지 않고 우유에 블루베리를 갈아서 한 잔 먹습니다. 괜찮을까요?

A. 64
열거하신 영양제는 고혈압 · 당뇨가 있는 사람에게는 물론 좋지만 건강한 사람들이 먹어도 좋은 제품들입니다.

그러나 영양제를 좀 많이 드시는 것 같습니다.

맥주효모 · 비타민C · 식물성오메가3 · 멀티미네랄(아연 · 크롬 · 칼슘 포함된 것) 정도로 영양제를 좀 줄이셔도 될 것 같습니다.

영양제에 전적으로 의존하기보다는 매일 먹는 식단으로 관리하는 것이 더 효과적이고 경제적입니다.

섭취방법은 시간대를 맞춰서 먹을 필요는 없고 제품설명서에 나와 있는 대로 섭취하면 될 것입니다.

아침 식사대용으로 우유에 블루베리를 갈아서 한 잔 먹는 것은 활동에 지장이 없으시다면 그렇게 해도 괜찮겠습니다만, 허기증으로 생활에 불편이 있다면 아침식사를 정상적으로 드셔야 합니다.

Q. 65 가루음식이 혈당수치를 올린다는데 왜 그런가?

저는 빵과 떡을 무척 좋아하는데 빵에는 설탕과 인공첨가물이 많이 들어 있고 밀가루로 만든 것이라 혈당수치를 많이 올린다는데 왜 그럴까요? 밀가루 음식이 수치를 올린다면 잡곡으로 만든 떡을 먹으면 안될까요?

백미 떡 말고 현미 · 고구마 · 콩 등으로 만든 잡곡 떡은 당뇨에 먹어도 괜찮지 않을까요? 그리고 당뇨에 잡곡밥을 오래 먹어도 괜찮을까요?

백미는 전혀 넣지 않고 백미대신 현미 · 귀리 · 율무 · 수수 · 기장 · 차좁쌀 · 흑미 · 보리 · 콩 등을 섞어서 밥을 해먹고 있는데 잡곡으로만 오래 먹어도 괜찮을지가 궁금합니다.

A. 65

모든 식품에는 식이섬유질이 있는데 이 섬유질이 소화시간을 늘려서 포만감을 오래 유지하게 합니다.

이로 인해 포도당의 흡수를 서서히 진행되게 하여 혈당수치를 급격히 올리지 않습니다.

그런데 어떤 식품이든 분쇄를 하여 가루로 만들면 이 식이섬유가 모두 파괴되어 소화가 빨라지고 이로 인해 혈액 내 포도당 흡수가 빨라져 혈당수치를 높입니다. 그러므로 곡식류 · 채소류 · 해조류 · 버섯류 · 과일류 · 견과류 등 어떤 식품이든 가루로 분쇄하는 것은 좋지 않습니다.

분쇄하지 말고 그냥 있는 그대로 먹는 것이 제일 좋습니다. 빵은 밀가루로 만들고 떡은 쌀가루로 만드는데 밀이든 쌀이든 가루는 마찬가지입니다. 현미나 콩도 분쇄를 하면 섬유질이 파괴되어 좋지 않으므로 가루로 만들지 말고 그대로 밥을 지어 먹는 것이 좋습니다.

빵·떡·국수·라면·냉면·빈대떡·부침개 등 모든 가루음식은 섬유질이 파괴되어 혈당을 높입니다. 고구마도 굽거나 찌거나 삶거나 날것으로 먹는 것은 좋지만 가루로 만들어서 요리를 해서 먹는 것은 좋지 않습니다. 그리고 현미는 씨눈과 껍질에 95%, 속살인 백미(쌀)에 5%의 영양소가 들어 있으므로, 현미를 먹으면 100%의 영양소를 먹는 것이고 백미를 먹으면 5%의 영양소만 먹는 것입니다. 백미는 씨눈과 껍질을 모두 깎아낸 것이고, 현미는 씨눈과 껍질이 모두 붙어 있는 것입니다.

그 백미 쌀에 들어 있는 5%의 영양소도 혈당을 많이 올리는 탄수화물뿐입니다. 귀리·율무·수수·기장·차좁쌀·흑미·보리·콩 등도 모두 현미와 같습니다. 잡곡을 섞어 먹으면 껍질에 많은 섬유질이 혈당상승억제에 도움을 주므로 평생 잡곡밥을 먹는 것이 당뇨에는 물론, 일반 건강인에게도 매우 좋습니다.

잡곡으로만 밥을 지으면 거칠어서 먹기가 좀 껄끄러운데, 이럴 땐 찹쌀을 1/10정도 약간 섞어서 밥을 지으면 찰기가 있어서 먹기가 좀 부드럽습니다. 쌀밥을 드시는 것보다 잡곡밥을 드시는 것이 훨씬 더 좋으며 잡곡밥을 평생 드셔도 아무 문제가 없습니다.

Q. 66 소금은 무조건 적게 먹어야 하는가?

저는 아버지 때문에 당뇨공부를 하고 있습니다. 아버지가 당뇨 앓으신 지가 오래되셨고 아버지가 하시는 일이 운전이신데 운전 직 특성상 식이요법 관리가 힘드십니다. 음주는 제가 최대한 못하게 하고 있고요, 담배는 제가 끊도록 계속 압박을 넣고 있습니다.

어쨌든 제 질문은 아버지가 2형 당뇨이신데 지방숙박으로 운전을 가실 때 외에는 저랑 가볍게 걷기 30분~1시간 정도 하셔서 운동은 괜찮은 것 같은데 식이요법이 문제입니다. 그리고 현재 아버지는 드시는 물을 바꿔 드시고 계십니다.

그냥 정수기 물이 아닌 겨우살이 물을 드시고 계신데 지속적으로 음용해도 될까요? 질문이 많아서 죄송한데요, 저희 집 식단이 주로 된장찌개나 김치 · 젓갈류 같은 거의 소금이 많이 들어가는 음식인데 이렇게 짜게 드셔도 괜찮을까요?

짠 음식은 건강에 다들 나쁘다고 저염식으로 하라는데, 아버지는 싱거운 음식은 잘 안 드시려고 합니다. 싱겁게 해 드리면 다시 소금이나 간장을 더 넣으시거든요. 아버지가 잘 안하시니 저라도 옆에서 도와드리고 싶습니다. 많은 조언을 부탁드립니다.

A. 66
겨우살이는 혈당수치를 낮춰주는 자연식품이기 때문에 겨우살이 물을 드시는 것은 당뇨관리에 도움이 됩니다.

아버님의 당뇨를 걱정하는 마음이 참 아름답습니다. 하루속히 회복되시기를 빕니다. 하지만 겨우살이 물을 하루 종일 그 물로만 드신다면 너무 많이 드시는 것 같습니다. 겨우살이 물은 하루 두 컵 정도만 드시고 나머지는 일반 깨끗한 청정수로 드시는 것이 좋을 것 같습니다. 된장찌개나 김치·젓갈류 같은 발효식품은 좋은 당뇨 식품입니다.

현대의학에서는 무조건 소금을 적게 먹으라고 하는데, 이 말은 숲은 못 보고 나무만 보고 하는 말입니다. 부분만 보고 말한다면 맞는 말이지만, 전체에서 보면 틀린 말입니다. "나쁜 소금은 적게 먹는 게 좋지만, 좋은 소금은 적정량을 섭취하여 0.9%의 체액을 유지해야 면역력이 강해진다." 라고 해야 맞는 말입니다.

사람은 태어나기 전부터 엄마의 자궁 속에서 10개월 동안 0.9%의 소금물(양수)속에서 살았고, 몸이 아플 때 기력회복을 위해 병원에서 혈관주사로 맞는 링거도 0.9%의 소금물입니다.

우리 몸의 피와 모든 체액은 0.9%의 염분으로 되어 있는데, 0.6% 이하로 떨어지면 면역력의 저하를 초래하고 0.2% 이하가 되면 사망에 이를 수 있다는 발표도 있습니다. 따라서 성인이 된 후에도 0.9%의 염도를 계속 유지하는 것이 최상의 건강관리법입니다.

나쁜 소금은 각종 중금속과 간수 등 유해물질이 포함된 소금이고, 좋은 소금은 각종 중금속과 간수 등 유해물질이 없는 소금입니다. 나쁜 소금은 소금 속에 포함된 각종 중금속과 유해물질이 우리 몸을 오염시켜 혈액순환을 방해하지만, 좋은 소금은 중금속과 유해물질이 없는 순수한 염화나트륨만 들어있는 깨끗한 소금으로서, 당분을 중화시켜 혈액을 정화시키고 해독·소염·살균·신진대사 촉진 등 체질개선에 도움을 줍니다.

또한 체내에 있는 다른 불순물들을 흡착해서 체외로 배출시키고 단백질이 소변으로 배출되는 것을 막아주며, 인체의 산화가 방지되어 면역력과 자연치유력이 높아집니다.

그래서 이런 유해물질이 들어 있는 천일염으로 만든 짠 음식을 많이 먹었을 때 갈증이 나는 것은 "지금 내 몸에 해로운 물질들이 들어와 있으니 물을 많이 마셔 이것들을 빨리 몸 밖으로 배출시키라."는 몸의 신호입니다. 그러나 좋은 소금은 이런 유해물질이 없기 때문에 아무리 짜게 먹어도 갈증이 나지 않습니다.

좋은 소금을 만드는 방법은 천일염 한포(20kg)를 구입하여 지하실이나 그늘진 곳에 큰 대야에 채반이나 각목을 걸쳐놓은 뒤 그 위에 천일염을 포대 째 올려놓고 3년 정도 지나면 간수가 모두 빠지면서 아삭아삭한 좋은 소금이 됩니다.

이 소금으로 김치 · 된장 · 간장 · 고추장 · 반찬 · 양념 등을 만들어서 먹으면 좀 짜게 먹어도 탈이 없습니다. 나쁜 소금은 많이 먹으면 몸에 해롭지만 좋은 소금은 짭짤하게 먹는 것이 더 좋습니다. 좋은 소금이 면역력을 강화시키기 때문입니다.

Q. 67 혈당수치가 정상으로 회복되면 마음대로 음식을 먹어도 되는가?

저는 3년 전 공복수치 150mg/dℓ · 식후 2시간수치 280mg/dℓ까지 나와서 당뇨 약을 2년간 복용하며 음식조절과 자전거타기 · 조깅으로 하루 2시간씩 열심히 운동을 하였더니 공복수치 100mg/dℓ 미만 · 식후 2시간수치 130mg/dℓ 미만으로 안정되어 1년 전부터는 당뇨 약을 끊었습니다.

그런데 1년이 지난 지금도 그 수치를 벗어나지 않고 그 범위에서 맴돌고 있습니다. 당뇨가 다 나은 걸까요? 그렇다면 이제 먹고 싶은 음식 마음대로 먹고 운동도 좀 줄이면 안 될까요?

이젠 좀 태만해지기도 합니다. 이러면 안 되겠지요? 그런데 요사이는 또 배에 가스가 차고 늘 부글거리며 방귀가 잦고 설사를 자주합니다. 이건 또 왜 그런 걸까요?

A. 67
음식조절과 운동을 소홀히 하면 당연히 안 됩니다.

한번 당뇨를 경험한 사람은 당뇨가 정상으로 회복되어 다 나았더라도 식이요법 · 운동요법을 소홀히 하면 언제든지 몇 번이고 다시 재발합니다.

당뇨와 연관된 관련 장기들이 그 만큼 약해져 있기 때문입니다. 당뇨에 해로운 음식을 마음껏 먹으면 안 되는 것은 물론, 운동도 소홀히 해서는 안 됩니다. 그래서 당뇨관리가 어렵고 힘들다는 것입니다.

어떤 사람은 당뇨관리가 수도(修道)하는 것만큼이나 어렵다고도 합니다. 힘들겠지만 어쩔 수가 없으니 인내심을 키우며 마음 공부한다고 생각하면 힘이 생기기도 합니다. 나태는 금물입니다.

그러나 당뇨에 해롭지 않은 음식이라면 과식하지 않는 범위에서 마음대로 드셔도 큰 무리는 없습니다. 당뇨에 좋은 음식들 중에서도 맛있는 음식들이 얼마든지 많거든요. 맛없는 음식이라도 습관들이기에 따라 맛이 좋아질 수도 있습니다.

입맛은 습관들이기에 따라 변하니까요. 저는 당뇨를 만나기 전에는 익은 신 김치를 못 먹었습니다. 금방 요리한 안 익은 김치만 먹었는데 지금은 구연산을 오래 먹다가보니 잘 익은 신 김치를 더 즐겨 먹습니다. 이렇게 신맛에 습관이 되니 입맛도 자연스럽게 변하더라구요. 과음·과식만 하지 않는 적당한 음식섭취라면 크게 염려하지 않아도 됩니다.

그리고 설사와 방귀가 잦고 배에 가스가 차서 부글거린다면 장이 나쁘면 그럴 수 있습니다. 그럴 때는 장에 유익한 균을 많이 섭취하면 설사·방귀·가스가 감소됩니다. 우유로 만든 유산발효 요플레를 소개하오니 집에서 한번 만들어서 드셔보세요.

만드는 방법은 일반 우유 1리터와 불가리스 한병(150ml)을 종균으로 하여 유리그릇이나 플라스틱용기에 함께 넣어 상온(20~30℃)에서 24시간 정도 놓아두면 우유와 불가리스가 효소작용에 의해 발효되어 순두부처럼 엉키게 됩니다. 24시간이 지난 뒤 다 엉켜지면 냉장고에 보관하여 식후에 3~4숟갈 정도씩 드시면 됩니다. 다시 만들 때는 미리 만들었던 우유요플레를 다 먹기 전에 3~4숟갈 정도 다른 유리그릇에 넣고 우유를 부어 상온에서 24시간이 지나면 새로운 우유요플레가 또 만들어 집니다.

일반우유 이외의 우유(고칼슘우유 · 멸균우유 · 저지방우유 등)로 요플레를 만들면 상태가 좋지 않으므로 우유는 반드시 일반우유를 사용하는 것이 좋습니다. 젓거나 덜어낼 때에는 쇠붙이 숟가락을 사용하면 안 되고 반드시 플라스틱이나 나무 숟가락을 사용해야 됩니다.

Q. 68 고지방 저탄수화물식단이 당뇨환자들에게도 해당되는가?

당뇨환자들은 혈당이 높아 당분 섭취를 최대한 줄여야 한다는데 그렇다면 쌀밥도 잡곡밥도 모두 탄수화물이라 당분일 텐데 밥도 적게 먹어야 하는 겁니까?

빵이나 과자·음료수 등의 가공식품에 들어 있는 당분이라면 그래도 이해가 가는데 밥에 들어 있는 당분(탄수화물)까지 줄이라는 것은 아무래도 이해가 안 됩니다. 그렇다면 무얼 먹고 살아야 하는 걸까요?

당뇨환자가 탄수화물·단백질·지방의 섭취는 어느 정도의 비율로 먹는 것이 좋을까요? 그리고 요사이 고지방 저탄수화물 식단이 유행을 하고 있는데 당뇨환자들에게도 해당되는 요법일까요? 저도 호기심이 생겨 긴가민가하면서도 5일째 하고 있습니다. 계속해도 될까요?

A. 68

당뇨가 있어도 당분섭취는 필요합니다. 당분은 사람이 살아가는데 필요한 에너지의 원료이므로 필요량만큼은 적절히 섭취해야 합니다.

당뇨가 있으면 당분의 공급이 부족하여 체내에 있는 지방과 단백질을 꺼내서 에너지로 사용하기 때문에 체중은 점점 감소하면서 혈당수치는 조절이 안 되는 것입니다.

그렇다면 당분의 섭취를 줄일 것이 아니라 인슐린이 정상적으로 분비되어 세포내로 당분이 잘 흡수되도록 해 주거나, 인슐린이 세포로 정상적으로 들어갈 수 있도록 인슐린 저항성을 개선시켜 주어야 하는 것입니다.

무조건 당분섭취만 줄이는 것은 근본적인 원인치료가 아니라 땜질식 부분치료입니다. 당분섭취만 줄여서는 절대로 당뇨를 해결할 수가 없습니다. 원활한 인슐린 분비와 인슐린 저항성을 개선시키는 것이 당뇨관리의 옳은 방법입니다.

그리고 탄수화물 · 단백질 · 지방을 어느 정도의 비율로 섭취하는 것이 좋으냐에 대해서는 인종별 · 연령 · 활동량 · 체격에 따라 같을 수가 없기 때문에 정해진 기준은 없습니다.

밥을 주식으로 하는 한국에서 권장되는 3대영양소 비율은 대부분 일반적으로 탄수화물 55~65% · 단백질 20~25% · 지방질 15~20%의 범위에서 섭취하고 있는데, 이 비율도 체질별 · 연령별 · 활동량에 따라 각각 다릅니다.

그런데 얼마 전 TV에서 소개되어 한동안 떠들썩했던 〈고지방 저탄수화물식단 : LCHF(Low Carb High Fat)〉에 대해서는 아직도 완전히 검증된 것이 없기 때문에 좀 더 두고 보는 것이 좋을 것 같습니다. 이런 종류의 건강식단 또는 다이어트법이 수없이 세상에 반짝 떴다가 사라지기도 하기 때문에 섣불리 속단하기는 좀 이른 것 같습니다.

지금까지의 영양학이론이 완전히 뒤바뀌는 것이라 영양학계에서는 깜짝 놀랄만한 일이며, 만약 이 논리가 정론화 된다면 현재의 영양학을 새로 써야 되겠지요?

그래서 〈고지방 저탄수화물식단〉에 대해서는 많은 사람들 사이에도 찬반이 엇갈리고 있으며, 얼마 전에는 영양학계 · 의학계 등 5개 관련단체에서 건강에 좋지 않다는 성명을 발표하기도 했습니다.

〈고지방 저탄수화물식단〉에 대해서는 저도 의문이 많습니다만 갑자기 많은 분들의 질문이 많기에 관심을 가지고 여러 가지로 실험을 해보고 있습니다. 그런데 아직까지 신체적인 큰 변화는 없으며 결과에 대해서는 좀 더 시간이 필요할 것 같습니다.

　질문자님께서도 5일째 실험을 하고 계신다니 좀 더 실험을 해보시고 효과가 있는지, 부작용이 있는지, 그리고 혈압수치 · 혈당수치 · 체중변화는 어떤지를 세밀히 관찰해 보시고 최종 결정을 하시는 것이 좋을 것 같습니다.

　[고지방 저탄수화물식단]의 섭취비율을 보면 지방질 70~75% : 단백질 20~25% : 탄수화물 5~10%로 섭취하라고 하고, 지방은 마가린과 같은 트랜스지방은 제외하고, 올리브 · 아보카도 · 아몬드 · 코코넛 · 연어 · 고등어 · 계란 등 양질의 불포화지방을 섭취하라고 합니다.

　여기서 트랜스지방은 배제하고 불포화지방 섭취를 하라는 건 좋지만 지방 섭취량이 너무 많다는 것이 문제인 것 같은데, 이 부분에 대해서는 아무리 생각해도 납득이 잘 되지 않습니다.

Q. 69 과일이 당뇨에 좋지 않다는데 먹으면 안 되는가?

과일에는 당분이 많아 당뇨환자들은 과일을 먹지 말라는데 조금도 먹으면 안 되는 걸까요? 또 어떤 사람은 당뇨가 없는 사람도 과일을 많이 먹으면 당뇨에 걸릴 수 있다는데 사실일까요?

저는 유난히 과일을 좋아해서 과일 때문에 당뇨가 온 것인지도 모르겠지만, 5년째 당뇨 약을 먹고 있는데 공복수치가 150mg/dℓ · 식후 2시간수치가 200mg/dℓ 이하로 내려온 적이 한 번도 없습니다.

과일을 매일 먹어서 그런 걸까요? 줄이거나 먹지 말아야 할까요? 혈당수치 때문에 신경은 쓰이지만 그래도 매일 한두 가지씩은 먹고 있는데 이러면 당뇨 못 고치는 걸까요?

과일주스나 과일통조림도 먹으면 안 될까요? 하루도 과일을 먹지 않고는 못 살 것만 같습니다. 과일을 먹으면서도 당뇨치료를 할 수 있는 방법은 없을까요? 정답 좀 알려주시면 고맙겠습니다.

A. 69

> 과일 속에 당분이 많이 들어 있어 당뇨에 좋지 않다고 먹지 말라는 사람들이 많습니다. 이런 사람들은 숲은 보지 못하고 나무만 보고 말하는 사람들입니다.

즉, 코끼리를 만져보고 코끼리는 '기둥같이 생겼다', '벽처럼 생겼다' '부채처럼 생겼다'라고 말하는 시각장애인들과 하나도 다를 바가 없습니다. 과일 속에 들어 있는 과당은 인슐린을 많이 소모시키는 일반 설탕과는 달리 소화·흡수가 빨라 잠시 수치는 올리지만 금방 세포 내로 흡수되기 때문에 인슐린을 많이 소모시키지 않습니다.

과일에는 비타민·미네랄·식이섬유·효소가 다량으로 함유되어 있어 적당하게만 먹는다면, 과일 속 당분의 해로움(失)보다, 많은 유익한 영양소들이 시너지효과로 작용하여 미량영양소가 부족한 당뇨인들에게는 좋은 먹거리로 득(得)이 더 많습니다.

당뇨관리에는 정답이 없습니다. 일상생활 속에서도 보면 정답이 없는 경우가 참 많습니다. 1+1=2지만 수학을 제외한 다른 분야에서는 1+1이 0이 될 수도 있고 -0이 될 수도 있는 경우가 허다합니다.

이렇게 보면 이것이 맞고, 저렇게 보면 저것이 맞는 경우가 흔하지 않은가요? 특히나 건강·의학·영양학 쪽에서는 이런 극단적인 논리가 비일비재합니다.

영양학자 중에서도 어떤 분은 곡채식 위주로 먹어야 한다는 학자도 있고, 어떤 분은 육류 위주로 먹어야 한다는 학자도 있습니다. 이 두 분 다 굉장히 저명한 학자 분들입니다.

제가 생각하기에는 두 분의 말씀 중 한쪽의 말씀이 틀린 것이 아니라 두 분 다 옳은 말씀이라고 생각합니다. 각자의 체질에 따라 육류가 맞는 체질이 있고, 곡채식이 맞는 체질이 따로 있기 때문입니다.

이렇게 보면 과일이 당뇨에 좋을 수도 있고 나쁠 수도 있겠지만 특수체질이 아니고 일반체질이라면 과일은 당뇨에 좋은 식품입니다. 당뇨가 있는 사람이라도 어른 주먹크기만한 정도의 과일을 매일 1~2개 정도 먹는 것은 당뇨관리에 매우 좋다고 생각합니다.

미국의 대사학(代謝學)계의 석학인 마스크 박사도 "과일 속의 과당은 인슐린의 도움 없이도 세포 내로 흡수된다."라는 연구논문을 발표하고 당뇨에는 어떤 과일이든지 자주 먹으라고 권하고 있습니다.

그러나 그 말마저도 불안하다면 한꺼번에 많은 양을 먹지 말고 여러 번 나누어서 조금씩 자주 먹는다면 어떤 과일이든 전혀 문제가 될 게 없습니다. 주스나 통조림보다는 신선한 과일 그대로를 먹는 것이 더 좋습니다.

그렇다고 과일만으로 당뇨를 해결할 수는 없습니다. 과일을 드시면서 자연요법(정심요법 · 식이요법 · 운동요법 · 기혈요법)을 종합적으로 실천해야 하는 것은 알고 계시죠? 그리고 당뇨가 없는 사람이 과일을 많이 먹는다고 당뇨가 걸리는 것은 아닙니다.

Q. 70 술을 마시니 오히려 수치가 내려가는데 왜 그럴까?

당뇨 3년차인 46세의 남자입니다. 직장생활에서 술을 자주 마시는데 오늘은 술이 혈당에 얼마나 영향을 미치는지? 궁금해서 실험을 한번 해 봤습니다.

술 마시기 한 시간 전에 측정한 혈당수치는 135mg/dℓ가 나왔는데 소주 1병을 마시고 난 후 한 시간이 지난 지금은 96mg/dℓ로 나왔습니다. 이게 어떻게 된 일일까요? 그렇다면 술을 자주 먹는 것이 좋은 걸까요?

A. 70

식사 시간이 오래되어 공복일 때 체내에서 포도당이 부족하면 간에서 포도당을 생성하여 혈액으로 공급을 해 주면 혈당수치가 올라가 저혈당증을 막아줍니다.

그런데 음주를 하면 간에서 알코올을 해독하느라 포도당 생성을 하지 못하여 수치가 올라가지 않고 오히려 저혈당을 유발할 수도 있습니다. 이렇게 되면 간이 필요 없는 엉뚱한 일(알코올 해독)을 해야 하고 정작 해야 할 일(포도당 생성)은 못하게 되어 장기의 기능이 상실될 수도 있습니다.

단기적으로 보면 수치가 오르지 않으니 좋을 것 같지만, 장기적으로 보면 간의 기능이 저하되어 당뇨에는 아주 좋지 않은 것입니다. 그래서 당뇨에는 음주가 좋지 않다는 것입니다. 한 번의 실험결과로 오판하시면 안 됩니다. 술과 담배는 당뇨에 백해무익의 독입니다.

Q. 71 미네랄워터가 과연 당뇨에 좋은가?

제가 23세로 당뇨가 있는 대학생인데 살이 좀 많이 찌다보니 체중감량 운동으로 자전거를 즐기고 있습니다. 취미로 롤러도 함께 타고 있는데요, 1시간 이상 심하게 운동을 하고 나면 땀을 너무 많이 흘려서 극심한 갈증에 시달리는 바람에 한 번에 물을 1ℓ가량을 마십니다.

이렇게 하여 하루 3ℓ 이상 물을 마시는 것 같은데 너무 많이 마시는 건 아닐까요? 운동을 하지 않을 때는 그렇게 많이 마시지는 않습니다. 운동을 할 때만 갈증이 심합니다.

그리고 요즘 광고에 많이 선전하는 미네랄워터가 과연 당뇨에도 좋을까요? 미네랄워터에는 칼슘·칼륨·마그네슘·나트륨·인·철분 등 각종 미네랄이 많이 함유되어 있어 당뇨뿐만 아니라 건강한 사람들에게도 좋다고 하는데 믿어도 될까요?

A. 71
성인일 경우 물은 하루에 1.5~2ℓ 정도 마시면 충분합니다.

하루 3ℓ 이상을 마신다면 좀 많이 마시는 편인데 운동으로 인한 갈증이라면 어쩔 수가 없겠지만 한꺼번에 많이 마시지 말고 조금씩 자주 마시도록 해보세요. 한꺼번에 많은 물을 마시는 것보다 조금씩 자주 마시는 것이 더 좋습니다.

물을 마실 때 한 번에 흡수되는 물의 양은 불과 50cc(소주잔 한잔 정도) 밖에 되지 못하고, 나머지는 소화기관과 신장을 거쳐 바로 소변으로 배출되어 버리는데 이것을 장순환(腸循環)이라고 합니다.

한 모금씩 조금씩 마시는 물은 전량 흡수되어 몸 전체를 돈다고 하여 체순환(體循環)이라고 하는데, 이렇게 마신 물이라야 몸 전체를 돌아 노폐물을 제거할 수가 있습니다.

건강한 성인일 경우 하루에 1.5ℓ 정도의 물을 마시는 것이 좋으며 질병이 있는 성인일 경우라면 하루에 2ℓ 정도의 물을 마실 것을 권하고 있지만, 한꺼번에 벌컥벌컥 급하게 마시는 물이라면 많은 양을 마시더라도 체순환을 하지 못하고 장순환만 하기 때문에 물을 마신 효과가 미미하므로 천천히 한 모금씩 자주 마시는 것이 좋습니다.

그런데 중요한 것은 마시는 물의 양보다 질이 좋은 물을 더 우선으로 생각해야합니다. 요즘 선전하는 미네랄워터 물 한 컵(200㎖)에 들어 있는 칼슘의 양을 보면 2~4mg으로 성인 하루 권장량의 0.28~0.57%에 불과합니다.

물 한 컵에 하루 칼슘 권장량의 0.6%에도 못 미치는 미미한 함량의 물을 팔면서 미네랄 섭취 운운하는 것은 맞지 않는 얘기입니다. 미네랄을 물에서 섭취하기란 아주 미미합니다. 미네랄은 음식에서 섭취하는 것이 훨씬 더 쉽고 풍부합니다.

물은 단지 수소(H) 2개와 산소(O) 1개로 이루어진 H_2O일 뿐입니다. 좋은 물은 활성수소가 풍부하여 활성산소를 제거하는 환원능력이 높아야 하고, pH가 7.5~9.8로 약알칼리성이며, 물 분자가 작고 구조가 치밀한 6각수의 물이라야 몸에 흡수가 잘 되는 좋은 물입니다. 또한 염소·녹·중금속·세균·대장균 등의 유해물질이나 불순물이 없는 깨끗한 순수한 물이어야 좋은 물입니다.

우리 몸에는 만병의 근원인 활성산소가 많은 것이 문제인데, 이때 활성수가가 풍부한 좋은 물을 많이 마시면 물속에 있는 활성수소(H) 2개와 우리 몸속에 있는 활성산소(O) 1개가 결합해 물(H_2O)로 변하여 소변으로 빠져나오게 되므로, 각종 질병 예방과 치료에 도움을 주는 건강에 좋은 물입니다.

그래서 건강한 사람들이나 당뇨 · 고혈압 · 고지혈증 등 질병이 있는 사람들이나 남녀노소 모든 사람들에게 좋은 물이란, 미네랄이 풍부한 물보다는 활성수소(H)가 풍부한 물이 훨씬 더 좋은 물입니다.

Q. 72 당뇨에 나쁜 음식은 먹고 싶어도 먹으면 안 되는가?

저는 고2 남학생인데요, 소아당뇨로 인슐린주사를 맞은 지 4년이 되었습니다. 수치는 그런대로 잘 유지되고 있습니다. 공복수치 100~120 mg/dl 정도 · 식후수치 140~160mg/dl 정도 됩니다.

그런데 저는 햄버거를 좋아해서 하루에 3~4개 정도를 매일 먹었는데 의사선생님께서 햄버거가 당뇨에 나쁘다고 먹지 못하게 합니다. 1년 정도 햄버거를 먹지 않았더니 요사이는 먹고 싶어서 못 참을 때가 많습니다.

이럴 때 가끔 1개 정도라도 먹으면 안 될까요? 어제는 너무 먹고 싶어서 나 혼자 몰래 1개를 먹었더니 수치가 좀 올라가긴 했습니다. 먹고 2시간 후에 170mg/dl이 나왔습니다. 지금도 먹고 싶은데 참고 있습니다. 그리고 기름진 음식 · 밀가루음식(빵 · 과자 · 라면) · 달고 짠 음식 · 과일도 참 좋아하는데 먹으면 안 되겠지요? 의식을 안 하고 그냥 먹고 싶을 때만 먹을 땐 그렇게 많이 먹진 않았는데, 의식을 하고 이거 먹으면 안 되지 하니까 더 먹고 싶고 먹으면 안 되는 거 알면서도 저절로 손이 가게 됩니다.

작년까지만 해도 이렇지는 않았는데 점점 더 심해지는 것 같습니다. 경각심을 일깨워 다짐을 해도 달랑 일주일 만에 무너지니 제가 너무 한심합니다. 달달한 그 맛이 머릿속에 각인되어 버린 것인지 참기가 너무 어렵습니다. 계속 이러면 큰일 나겠지요? 많은 분들의 소중한 답변 기다리겠습니다. 부탁드리겠습니다.

A. 72

당뇨에 좋은 음식을 먹는 것이 당연히 좋겠지만, 때로는 당뇨에 좋지 않는 음식이라도 먹고 싶을 때 한번 정도 조금 먹는 것은 크게 문제가 되지 않습니다.

햄버거 · 기름진 음식 · 밀가루음식 · 달고 짠 음식은 당뇨에 별로 좋지는 않습니다. 그렇다고 무조건 기피할 필요는 없습니다. 먹고 싶은 음식을 참는다는 것은 또 하나의 스트레스로 작용하여 혈당수치를 오히려 올리기도 합니다. 그러나 먹고 싶은 음식을 먹고 난후의 만족감이 스트레스를 해소시켜주기도 하므로 가끔 한번 정도 먹는 것은 큰 문제가 안 됩니다. 그전처럼 자주 먹지만 않으면 됩니다.

오늘처럼 꼭 먹고 싶을 때 가끔 한번 먹는 것은 크게 신경 쓰지 않아도 됩니다. 그리고 당뇨에는 꼭 먹어야 하는 음식도 없지만 절대로 먹지 말라는 음식도 없습니다. 햄버거를 먹으면 잠시 수치는 올라가겠지만 햄버거 하나 먹는다고 당장 무슨 일이 일어나는 것은 아닙니다.

혈당수치를 올리는 요인을 백분율로 나타내면 스트레스와 과로가 40%, 음식조절불량으로 인한 영양불균형이 30%, 운동부족이 20%, 환경오염과 생활불규칙이 10%를 차지한다고 하는데, 먹고 싶은 음식을 억지로 참는다는 것은 엄청난 스트레스를 유발하는 것입니다.

이것저것 따지다보면 마음 놓고 먹을 것이 별로 없습니다. 몸에 해로운 것이라도 기쁜 마음으로, 즐겁고, 맛있게, 적당히, 먹는다면 보약이 될 수도 있을 것이며, 아무리 몸에 좋은 것이라도 먹기 싫은 걸 억지로 먹거나 과식을 한다면 독이 될 수도 있습니다. 먹고 싶은 때에, 먹고 싶은 것을 먹고 만족을 느낄 수 있다면 거기에 대한 식이요법적인 손해보다 정신요법적인 플러스 요인(만족감)으로 득(이익)이 될 수도 있습니다.

　기름진 음식 중에서도 오리백숙 · 닭백숙 · 수육 · 족발 같은 음식은 기름기를 뺀 육류식품으로 단백질이 부족한 당뇨인들에게는 좋은 음식입니다. 과일도 당뇨에 나쁜 것이 아닙니다. 과일 속의 당분 때문에 먹지 말라고 하는데 과일은 당뇨에 좋은 식품이에요. 어떤 과일이든 하루에 성인 주먹만한 크기의 과일 1~2개 정도 먹는 것이 당뇨에는 참 좋아요. 과일에는 당분도 많지만 비타민 · 미네랄 · 섬유질 · 효소가 더 많아 이 유익한 성분들이 당분의 해로움을 덮고도 남습니다.

　그리고 1주일 만에 무너지는 다짐을 오래도록 지속되게 하기위해서는 이렇게 생각을 한번 바꿔보세요. "내 인생은 내가 주인이며 내가 생각하는 대로 내 삶이 펼쳐진다. 어두운 생각을 하느냐 밝은 생각을 하느냐에 따라 인생이 달라진다. 걱정되고 실패할 수 있는 생각들은 지워버리고, 기쁘고 성공할 수 있는 생각들을 새로이 창조하여 실천하면 행복한 내 인생이 펼쳐진다." 라고 말입니다. 한 가지 예로 늪에 빠졌을 때 황급히 빠져 나오려고 당황하여 서두르면 점점 더 늪 속으로 빠져들고 말아요. "아! 이럴 땐 정신을 차려야지!" 하고 조심조심 발을 살살 흔들어서 빼면 스르르 쉽게 빠집니다. 세상만사는 모두 같은 이치입니다.

　하지 말라고 하면 더 하고 싶어지고, 먹지 말라고 하면 더 먹고 싶은 것입니다. 먹고 싶다는 집착에서 벗어나 다른 것을 생각하고, 먹고 싶다는 생각은 지워버리는 것입니다. 나와 이웃에게 해가 되고 필요 없는 생각은 지워버리고, 나와 이웃에게 필요하고 유익한 것만 생각하고 실천하는 것입니다. 이것을 건강에 적용하면 건강해 지는 법이고, 삶에 적용하면 인생이 행복해 지는 법이랍니다.

Q. 73 칼로리가 없는 아스파탐(인공감미료)은 먹어도 괜찮은가?

저는 당뇨가 오래되었는데 설탕은 혈당수치를 많이 높인다니 먹기가 겁이 나서 단맛만 내고 칼로리가 없는 인공감미료인 화인스위트나 그린스위트를 먹고 있습니다.

저는 단 것을 워낙 좋아해서 반찬에도 꼭 스위트를 뿌려서 먹고 블랙커피를 마실 때도 꼭 스위트를 넣습니다. 스위트는 칼로리가 없으니까 많이 먹어도 괜찮겠지요? 그렇게 먹어도 진짜로 혈당수치는 별로 오르지 않더라구요. 계속 이렇게 먹어도 되는지 여쭤봅니다.

A. 73

사카린·아스파탐 등의 인공감미료는 칼로리(열량)가 없어 혈당을 올리지 않고 단맛만 내기 때문에 당뇨인들에게는 아주 인기가 있는 제품입니다.

아스파탐을 화인스위트나 그린스위트라는 이름으로 판매되고 있습니다. 그러나 혈당을 올리지 않는다고 인공감미료를 오래 먹는다는 것은 췌장을 속이는 일입니다.

우리가 음식을 먹으면 음식속의 당분을 세포로 보내기 위해 췌장에서 인슐린이 분비되어 분비된 이 인슐린이 혈관에 머물러 있는 당분을 세포로 운반하여 에너지로 쓰게 되는데, 췌장에서 인슐린이 나와 보니 단맛만 내는 가짜당분이고 에너지의 원료로 쓰게 될 칼로리가 있는 진짜당분은 없거든요? 이렇게 되면 인슐린은 할 일이 없게 되는 것입니다.

이것이 반복되면 진짜당분이 들어와도 췌장에서는 가짜당분이 들어온 것으로 간주하여 인슐린을 내 보내지 않게 됩니다.

이솝우화에 나오는 '양치기 소년과 늑대'의 이야기처럼 양치기 소년이 늑대가 나오지도 않았는데 늑대가 나타났다고 거짓으로 소리를 치니 처음에는 진짜인줄 알고 마을사람들이 나왔지만, 나중에 진짜 늑대가 나타났을 때는 마을사람들이 '저 소년이 또 거짓말을 하는구나!' 하고 아무도 나오지 않아 그 소년은 늑대에게 희생되고 말았잖아요?

가짜당분을 자주 섭취하면 췌장에서 이런 꼴이 생겨난다는 것입니다. 그래서 가짜당분인 인공감미료를 장복하는 것은 췌장을 속이는 것입니다. 단맛을 얻기 위해 가끔 드시는 것은 괜찮지만 장기적으로 장복하는 것은 좋지 않습니다.

Q. 74 무가당 식품은 마음 놓고 먹어도 되는가?

제가 당뇨가 있는데 단걸 너무 좋아합니다. 그래서 당분 제로이고 나트륨 성분만 있는 코카콜라와 무가당 오렌지 주스를 자주 마십니다. 당분이 없는데도 콜라를 마시면 혈당에 영향을 미치는 걸까요?

무가당이므로 마음 놓고 먹어도 혈당을 높이지는 않는 것 아닐까요? 아이스커피도 하루 한잔은 꼭 마시는데 블랙커피는 써서 못 먹겠고 설탕이 나쁘다는 걸 알면서도 설탕을 꼭 넣어서 마십니다. 하루 한잔 정도는 마셔도 괜찮지 않을까요?

A. 74
무가당이라고 해서 당분이 전혀 없는 것은 아닙니다.

무가당 오렌지 주스는 인위적으로 당분을 추가하지 않았다는 것이지 오렌지 자체에 있는 당분은 그대로 있습니다.

콜라도 당분은 넣지 않았다고 하지만 만들 때 들어가는 각종 색소와 맛을 내기 위한 감미료들이 당뇨에 해롭습니다. 콜라·오렌지 주스뿐만 아니라 모든 가공 음료수들은 모두 마찬가지입니다.

가공 음료수를 마시지 말고 순수한 천연 음용수인 생수를 마시는 것이 좋습니다. 그리고 설탕커피를 자주 마시는 것은 좋지가 않지만 하루에 한잔 정도는 설탕커피를 마셔도 크게 영향은 미치지 않습니다.

당뇨가 있다고 단 것을 무조건 기피하는 것은 좋지가 않습니다. 당뇨가 있어도 필요한 당분은 적절히 섭취해야 합니다.

Q. 75　GI수치(혈당지수)가 높은 식품은 먹으면 안 되는가?

오랫동안 당뇨가 있으신 아버지께서 곤약 콩국수를 가끔 드십니다. 실 곤약을 콩 국물에 소금을 조금 넣으시고 깨를 뿌려 드십니다. 김치와 함께 오늘 아침은 파전도 같이 드셨습니다.

그런데 오늘 아침 공복혈당이 140이었는데 식후 2시간 수치가 90이 나왔습니다. 파전을 함께 드셨는데도 말입니다. 곤약 드시기 전엔 혈당이 이렇게 낮지 않았습니다. 이 정도면 정상수치가 아닌가요? 너무 신기하고 궁금하여 질문합니다.

곤약은 GI수치가 얼마인가요? 그리고 당뇨에는 GI수치가 높은 식품은 먹지 말라는데 무조건 GI수치 낮은 것만 찾다보니 먹을 것이 별로 없습니다.

GI수치 기준으로 식품을 고르는 것이 좋을지? 아니면 당뇨에 좋고 나쁜 식품 기준으로 고르는 것이 좋을지? 어느 것이 더 좋을까요? 감자 · 옥수수 · 당근도 GI수치가 높잖아요. 그렇다면 감자 · 옥수수 · 당근도 안 먹는 게 좋을까요?

A. 75
GI수치가 절대적인 기준은 아닙니다.

GI수치(혈당지수)는 Glycemic(혈당)과 index(지수)의 약자로써, 식품을 섭취한 후 포도당 100g이 혈당상승의 반응을 수치로 나타낸 값입니다. GI수치는 60을 기준으로 하여 그 이상이면 GI수치가 높은 음식으로, 그 이하이면 GI수치가 낮은 음식으로 분류합니다. 그런데 GI수치는 생산되는 지역에 따라 품종의 종류에 따라 달라질 수 있기 때문에 표에 나와 있는 수치가 다소 차이를 보일 수 있으므로 절대적으로 믿을 수 있는 기준은 아닌 것 같습니다. 또한 GI수치가 높아도 당뇨에 좋은 식품이 있고 GI수치가 낮아도 당뇨에 좋지 않는 식품도 많습니다.

예를 들어 GI수치가 낮은 소주(GI수치 30) · 소고기(GI수치 45)가 당뇨에 꼭 좋다고 말할 수는 없으며, GI수치가 높은 감자(GI수치 90) · 당근(GI수치 80) · 옥수수(GI수치 75)가 당뇨에 나쁘다고 말할 수도 없는 것입니다.

감자에는 당분 흡수율을 지연시켜주는 이눌린도 풍부하고 비타민C · 아미노산 등 당뇨에 좋은 미량영양소들이 많이 들어 있으며, 특히 인슐린을 만드는데 없어서는 안 될 칼륨이 풍부하여 당뇨에는 좋은 식품입니다.

당근 또한 제암(制癌)식품으로 비타민A · 비타민B군 · 비타민C · 칼륨이 많이 들어 있는 알칼리성 식품입니다. 당근은 당뇨뿐만 아니라 심장 · 혈관 · 소장 · 신장 · 기관지에도 효능이 있으며 숙변제거 · 체내 독소제거에도 좋은 약성식품입니다.

그래서 GI수치가 낮다고 무조건 안심하고 양껏 먹을 수는 없습니다. GI수치만 가지고 이것이 당뇨에 이로울까 해로울까를 속단하기는 어렵습니다.

85세의 제 지인 중에 당뇨를 30년 이상 관리하시는 분이 계신데 그분은 자연식품이라면 GI수치 따지지 않고 무엇이든 여러 가지 식품을 골고루 다 드십니다. 그런데도 아무런 지장 없이 30년간 건강을 유지하고 계십니다.

GI수치나 당뇨에 좋고 나쁜 음식에 너무 집착하지 마시고, 자연식품이라면 골고루 여러 가지를 드시는 것이 더 좋습니다.

그리고 곤약은 칼로리가 거의 없는 해조류로 100g당 칼로리가 5kcal, GI수치가 24로 당뇨인들에게는 아주 좋은 식이섬유식품입니다. 콩국물·깨·김치·파전을 함께 드셨더라도 그 양이 많지 않았으므로 혈당수치를 올리지 않았을 것입니다. 곤약은 포만감을 느끼면서 혈당수치를 올리지 않는 좋은 당뇨식품입니다.

참고로 GI수치 조견표는 다음과 같습니다(183-191페이지 참조).

곡물류 · 면류 · 빵류(100g 당)		
식품명	kcal	GI수치
정백미	356	84
배아미	354	70
보리(압맥)	340	65
오분도 현미	353	58
현미	350	56
오곡미	337	55
발아현미	340	54
율무	380	49
팥빵	280	95
오방떡	284	95
바게트	279	93
식빵	264	91
비훈	377	88
찹쌀떡	235	88
찰떡	235	85
우동(말린 것)	348	85
버터롤(롤빵)	316	83
우동(생)	270	80
찹쌀	–	80

곡물류 · 면류 · 빵류(100g 당)		
식품명	kcal	GI수치
팥찰밥	189	77
베이글	–	75
콘 푸레이크	381	75
인스턴트 라면	445	73
마카로니	378	71
빵가루	373	70
소면(말린 것)	356	68
크로와상	448	68
스파게티 (삶은 것)	149	65
스파게티 (말린 것)	378	65
현미 푸레이크	–	65
녹말가루	330	65
백옥분	369	65
중화면(생)	281	61
밀가루(박력분)	368	60
튀김가루	–	60
메밀(생)	274	59
호밀빵	264	58
죽(흰죽)	71	57

Q. 75 GI수치(혈당지수)가 높은 식품은 먹으면 안 되는가?

곡물류 · 면류 · 빵류(100g 당)		
식품명	kcal	GI수치
오트밀	380	55
밀가루(강력분)	366	55
메밀(말린 것)	344	54
스파게티(전립분)	–	50
통밀빵	–	50
국수가루	361	50
죽(현미)	70	47
올브랑 시리얼	–	45
소맥전립분	328	45
아마란사스(현곡)	358	45
메밀국수	342	32

채소류 · 버섯류(100g 당)		
식품명	kcal	GI수치
감자	76	90
당근	37	80
참마	108	75
무말랭이	279	74
옥수수	92	70
토란	58	64
고구마	132	55
호박(삶은 것)	93	53

채소류 · 버섯류(100g 당)		
식품명	kcal	GI수치
장아찌	118	52
마늘	134	49
우엉	65	45
연근	66	38
양파	37	30
토마토	19	30
파슬리	44	29
오크라	30	28
완두(꼬투리째)	36	28
차조기	37	28
대파	28	28
생강	30	27
콜리플라워	27	26
강낭콩(꼬투리째)	23	26
양배추	23	26
무	18	26
죽순	26	26
부추	21	26
피망	22	26
유채	36	25

채소류 · 버섯류(100g 당)		
식품명	kcal	GI수치
아스파라거스	22	25
순무	20	25
쑥갓(데친 것)	27	25
가지	22	25
브로콜리	33	25
모로헤이야	38	24
파드득나물	18	24
곤약	5	24
샐러리	15	24
덩굴여지(여주)	17	24
양하	12	23
크레송(물냉이)	15	23
소송채	14	23
돼지호박(주키니)	14	23
실곤약	6	23
오이	14	23
양상추	12	23
배추	14	23
샐러드채	14	22
숙주	15	22

채소류 · 버섯류(100g 당)		
식품명	kcal	GI수치
시금치	20	15
표고버섯(말린 것)	182	38
팽이버섯	22	29
송이버섯	23	29
표고버섯(생)	18	28
새송이버섯(에린기)	24	28
흰색목이버섯	162	27
느티만가닥버섯	14	27
나도팽나무버섯	15	26
양송이버섯	11	24

육류 · 계란(100g 당)		
베이컨	405	49
소 간	132	49
돼지 간	128	48
이탈리안 소시지	497	48
콘 비프	203	47
닭간	111	46
쇠고기 로스	318	46
쇠고기 저민 것	224	46
쇠 · 돼지고기(섞은 것)	222	46

Q. 75 GI수치(혈당지수)가 높은 식품은 먹으면 안 되는가?

육류 · 계란(100g 당)			생선류 · 어패류(100g 당)		
식품명	kcal	GI수치	식품명	kcal	GI수치
쇠고기 사태	209	46	어육 튀김	139	55
로스햄	196	46	생선살 꼬치	121	55
생햄	247	46	다진 생선살	94	53
비엔나 소시지	321	46	어묵	95	51
쇠고기 안심	454	45	섬게	120	49
쇠고기 살로인	334	45	생선 동그랑땡	113	47
쇠고기 등심	186	45	안강(간 한 것)	445	47
소 쓸개	209	45	자반연어	199	47
돼지고기 안심	396	45	해삼	23	46
돼지고기 사태	183	45	이크라	272	45
돼지고기 저민 것	221	45	전갱이(말린 것)	168	45
닭다리	200	45	붕장어	161	45
닭 날개	191	45	굴	60	45
닭 가슴살	105	45	피조개	74	44
닭고기 저민 것	166	45	전복	73	44
오리고기	129	45	가막조개(바지락)	51	44
양고기(로스)	236	45	뱀장어(장어구이)	293	43
램(로스, 어린 양고기)	227	45	대합	38	43
꼬치고기(말린 것)	145	45	가리비	97	42
날계란	151	30	은어	152	41

생선류 · 어패류(100g 당)		
식품명	kcal	GI수치
전갱이	121	40
정어리	217	40
뱀장어(구운 것)	331	40
청새치	115	40
가자미	114	40
가다랭이	95	40
가다랭이(새끼 밴 것)	143	40
잿방어	129	40
간다랑어(토막 낸 것)	220	40
참치 통조림	288	40
금눈돔	160	40
고등어	202	40
삼치	177	40
꽁치	310	40
농어	123	40
보리멸	85	40
전어	160	40
도미	194	40
옥돔	113	40
대구	79	40

생선류 · 어패류(100g 당)		
식품명	kcal	GI수치
방어	257	40
방어 새끼	256	40
넙치	103	40
복어	85	40
임연수어	115	40
다랑어(살코기)	125	40
게르치	189	40
단새우	87	40
대하	97	40
보리새우	83	40
대정새우	95	40
가재(삶은 것)	98	40
오징어	88	40
낙지(삶은 것)	99	40
게르치	58	40
해파리	22	40
모시조개	30	40
대구 알(명란젓)	140	40
바다빙어	177	40
치어	113	40

해조류(100g 당)			과일류(100g 당)		
식품명	kcal	GI수치	식품명	kcal	GI수치
김조림	77	23	바나나	86	55
녹미채	139	19	포도(마스켓)	59	50
다시마	138	17	포도(거봉)	59	50
생미역	16	16	자두	49	48
파래	150	16	포도(델리웨어)	59	47
구운김	188	15	블루베리	49	47
조미김	179	15	자두(말린 것)	235	44
한천	154	12	천연 오렌지주스	42	42
큰실말	4	12	멜론	42	41
우뭇가사리	2	11	복숭아	40	41
과일류(100g 당)			체리	60	37
딸기잼	262	82	석류	56	37
파인애플	51	65	감	60	37
황도 통조림	85	63	서양배	54	36
파인애플 통조림	84	62	사과	54	36
밤	164	60	무화과	54	36
수박	37	60	키위	53	35
체리 통조림	74	59	망고	64	34
귤 통조림	64	57	밀담	45	34
건포도	301	57	레몬	54	34

과일류(100g 당)		
식품명	kcal	GI수치
귤	46	33
비파	40	32
배	43	32
자몽	38	31
오렌지	46	31
파파야	38	30
카보스	25	29
살구	36	29
딸기	34	29
유자	59	28
아보카도	487	27

두류 · 견과류(100g 당)		
식품명	kcal	GI수치
채에 거른 팥소	155	80
으깬 팥소	244	78
콩가루	437	74
완두콩 조림	240	58
은행	187	58
알이 큰 잠두	251	57
우즈라콩	237	55
렌즈콩	353	55

두류 · 견과류(100g 당)		
식품명	kcal	GI수치
두부부침	150	46
청대구	93	45
팥(말린 것)	339	45
유부	386	43
두부	72	42
순두부	56	42
잠두콩(말린 것)	348	40
비지	111	35
캐슈너트(인도땅콩)	576	34
두부껍질	511	30
풋콩	135	30
아몬드	598	30
땅콩	562	28
마카다미안너츠	720	27
두유	46	23
강낭콩	26	23
대두(말린 것)	417	20
피스타치오	615	18
호두	674	18

Q. 75 GI수치(혈당지수)가 높은 식품은 먹으면 안 되는가?

발효식품류 · 조미료(100g 당)		
식품명	kcal	GI수치
후추	378	73
카레(고형)	512	49
고추냉이	265	44
된장(백)	192	34
된장(혼합)	189	34
된장(적)	186	33
청국장	–	33
케첩	119	30
우스타 소스	117	29
인스턴트 조미료	224	21
마요네즈	670	15
맛술	214	15
콩소메(고형)	235	15
간장(진한 맛)	71	11
맛소금	0	10
왕소금	0	10
양겨자	174	10
토마토 소스	44	9
초(곡물초)	25	3

유제품류(100g 당)		
식품명	kcal	GI수치
아이스크림	212	65
생크림	433	39
파르메잔 치즈	475	33
고다 치즈	380	33
크림치즈	346	33
드링크 요구르트	65	33
커티지 치즈	105	33
마가린	758	31
가공 치즈	339	31
카망베르 치즈	310	31
스킴 우유 (탈지유)	270	30
버터	745	30
저지방유	46	26
우유	67	25
탈지분유	360	25
플레인 요구르트	62	25
커피크림	211	24

설탕 · 주류 · 차류 · 드링크류 (100g 당)			설탕 · 주류 · 차류 · 드링크류 (100g 당)		
식품명	kcal	GI수치	식품명	kcal	GI수치
그래뉴 당 (정제설탕)	387	110	포테이토 칩스	554	60
얼음사탕	387	110	매화주	156	53
백설탕	384	109	푸딩	126	52
캔디	396	108	코코아	276	47
흑설탕	354	99	젤리(젤라틴)	45	46
초콜릿	557	91	콜라	46	43
센베	373	89	스포츠 드링크	19	42
봉밀(벌꿀)	294	88	정종	103	35
도넛	387	86	맥주	40	34
막과자	441	84	와인	73	32
케이크(생크림)	344	82	커피(무당)	4	31
케이크(초콜릿)	–	80	소주	206	30
핫케이크	261	80	인공감미료 (이성화액당)	276	10
쿠키	432	77	녹차	0	10
케이크(치즈)	–	75	홍차(무당)	1	10
메이플 시럽	257	73	과당	4	19

Q. 76 당뇨에 감자는 안 좋은가?

당뇨 5년차입니다. 저는 평소에 감자를 좋아하기도 하지만 감자는 당뇨에 좋은 식품으로 알고 있어서 자주 먹는 편입니다. 그런데 며칠 전 책에서 보니 감자는 GI수치가 높아서 당뇨에 안 좋다고들 하는데 정말 그럴까요? 그리고 탄수화물은 곡식류에만 많이 들어 있는 줄 알고 있는데 채소에도 탄수화물이 들어 있다는데 사실일까요?

그리고 당뇨식단으로 영양불균형을 막으려면 탄수화물·단백질·지방을 적게 먹고 미네랄·비타민·효소·섬유질 등 미량영양소를 많이 먹으라는데, 그러려면 GI수치도 따져봐야 하고 영양소도 일일이 저울로 달아 계산을 하려니까 너무너무 복잡하더라고요. 복잡하지 않고 좀 쉬운 방법은 없을까요?

A. 76

> 감자에는 GI수치가 높아 당뇨에 좋지 않은 식품으로 많이들 얘기하고 있는데, 감자에는 인슐린을 만드는데 없어서는 안될 칼륨이 풍부하고, 천연인슐린이라는 이눌린이라는 성분이 있어 실제로는 당뇨에 좋은 식품입니다.

감자에는 녹말 13~20%·단백질 1.5~2.6%·무기질(아연·크롬 등) 0.6~1%·비타민C 10~30mg·환원당 0.03mg이 들어 있어, 높은 GI수치의 해로움보다 감자에 들어 있는 각종 섬유질·미네랄·비타민이 시너지 효과로 작용하여 미량영양소가 부족한 당뇨인들에게 감자는 좋은 먹거리입니다.

식사량을 조절하면 공복감 때문에 식이요법을 도중하차 하는 경우가 있는데, 섬유질이 풍부한 감자는 위속에서 오랜 시간 머물러 허기를 적게 느끼도록 하므로 밥이나 빵·면류 대신 주식으로 사용해도 좋습니다.

특히 생감자즙은 매우 강력한 해독작용을 가지고 있으므로 각종 약물의 급성중독에 걸렸을 때에도 도움을 주는데, 이는 다량의 나트륨·황·인·염소 등 때문입니다.

그러나 싹이 돋은 부분이나 빛이 푸르게 변한 감자에는 알칼로이드의 일종인 솔라닌이라는 독성이 있으므로 싹이 나거나 빛이 푸르게 변한 감자는 먹지 않는 것이 좋습니다.

그리고 채소마다 다르지만 채소에도 탄수화물이 전혀 없는 것은 아닙니다. 채소에도 약간의 탄수화물은 들어 있습니다. 채소 100g당 무는 18kcal가 들어 있는데 반해 무말랭이는 279kcal가 들어 있으며, 마늘도 134kcal, 고구마는 132kcal가 들어 있습니다.

그런데 영양불균형을 막는 방법은 여러 가지가 있지만 일일이 요것조것 따져서 저울로 달아 계산을 해서 먹는 것은 오래 실천하기가 어렵습니다. 그 보다 곡식류·채소류·버섯류·해조류·육류·생선어패류·과일류 등을 골고루 먹는 것이 식단관리하기도 쉽고 효과도 더 좋습니다.

탄수화물·단백질·지방질 너무 따지지 마시고 곡식류·채소류·버섯류·해조류·육류·생선어패류·과일류 등을 골고루만 드신다면 우리 몸에 필요한 탄수화물·단백질·지방질뿐만 아니라 미네랄·비타민·효소·섬유질 등 50여 가지의 모든 영양소가 저절로 균형을 유지하게 되어 있습니다.

Q. 77 당뇨에 고기를 먹으면 절대로 안 되는가?

저는 48세의 남자로 당뇨 걸린 지 1년 좀 지났습니다. 병원 약을 먹고 있지만 나름대로 음식조절과 운동으로 혈당수치는 그런대로 200mg/dℓ 이하로 유지되고 있습니다. 그런데 당뇨가 걸리고부터는 육식을 줄이라니 죽을 맛입니다.

저는 어릴 적부터 육식을 너무 좋아했거든요. 한 끼라도 고기 없으면 밥을 안 먹었을 정도였으니까요.

당뇨 걸린 이후로는 곡식류·채소류로만 먹으니 밥 먹은 것 같지도 않고 기운도 없고⋯⋯ 1년 동안 참아왔었으나 며칠 전에는 도저히 참을 수가 없어 삼겹살을 300g이나 먹었는데 수치가 크게 올라가지 않았습니다. 이게 어떻게 된 걸까요? 그럼 다시 고기를 먹어도 될까요?

A. 77
당뇨에는 먹지 말라는 음식도 없고 꼭 먹으라는 음식도 없습니다.

육식 위주로만 먹는다든지, 곡·채식 위주로만 먹는다든지 한 가지로만 먹으면 영양불균형을 초래할 수 있으므로 여러 가지 식품을 번갈아서 골고루 먹는 것이 제일 좋습니다.

그리고 삼겹살을 300g이나 먹었는데 수치가 크게 올라가지 않았다는 것은, 육식은 주로 단백질이고 곡·채식은 주로 탄수화물이기 때문에 육식을 하면 오히려 수치를 덜 올리는 경우가 있을 수 있습니다.

곡·채식만을 했거나 육식만을 했을 때의 혈당수치 변동에 대해서는 단 한 번의 실험으로 평가 또는 단정할 수는 없습니다. 몇 번 더 실험을 해보시고 그때도 같은 현상이 나타난다면 질문자님 같은 경우는 체질적인 문제로 육식을 자주 드시더라도 괜찮을 것 같습니다.

그렇다고 이번처럼 300g씩이나 과식을 하시는 것은 좋지 않습니다. 체질적으로 육식이 맞는 분들은 육식을 했을 때 혈당수치를 올리지 않는 경우가 흔하지는 않지만 간혹 있습니다.

일반적으로 육식을 줄이고 곡·채식을 권장하는 이유는, 육류식품의 지방성분을 줄이라는 것이지 지방을 제거한 살코기도 먹지 말라는 것은 아닙니다. 살코기의 육류식품은 적당히 먹어야 단백질 보충에 도움이 됩니다.

육류지방은 포화성 지방으로 혈액을 끈끈하게 하여 혈액순환을 저해시키고 나쁜 콜레스테롤수치를 높이기 때문에 적게 먹으라는 것입니다.

그러므로 조리를 하기 전 기름이 많은 부위와 껍질은 제거하고 지방이 적은 부위로 손질을 해서, 조리를 할 때는 굽거나 볶거나 찌개를 하면 기름이 그대로 남아 있게 되므로 찌거나 삶는 조리법이 육류지방 섭취를 줄일 수 있는 좋은 방법입니다.

지방을 제거하고 살코기로만 찌거나 삶아서 조리를 하면 적게는 15%, 많게는 35%까지 육류지방 섭취를 줄일 수 있다고 합니다.

Q. 78 당뇨에 좋은 돼지감자·여주·아로니아에 대하여……?

75세이신 어머니가 7~8년 전부터 당뇨 약을 복용하셨는데 3년 전부터 돼지감자·여주·아로니아를 드시고부터는 당뇨 약도 끊고 혈당조절이 정말 잘 됐었는데 갑자기 한 달 전부터 공복혈당이 300mg/dl을 넘어 갑니다. 끊었던 당뇨 약을 다시 먹어도 안 됩니다.

다니던 내과에서 건강식품 드시는 거 있냐고 해서 아로니아 분말 하루에 큰 숟갈로 하나 드시고 돼지감자와 여주음료도 드신다고 했더니 끊어보라고 합니다.

돼지감자·여주·아로니아가 당뇨에 좋다고 해서 드신 건데, 그리고 3년 전부터 한 달 전까지는 수치조절이 잘 되었는데 지금에 와서 이렇게 올라가는 이유는 뭘까요?

의사선생님 말씀대로 돼지감자·여주·아로니아를 끊어야 할까요? 아니면 그대로 먹어도 될까요? 결정을 내릴 수가 없습니다. 좋은 의견을 기다리겠습니다.

A. 78

돼지감자에는 천연인슐린이라고 하는 이눌린성분이 풍부하여 당뇨가 있는 사람들이 선호하는 식품으로 여주·아로니아와 함께 혈당강하 식품으로 널리 알려진 인기식품입니다.

그래서 보편적인 식탁의 음식으로 혈당관리에 어려움을 겪고 있는 사람들은 돼지감자·여주·아로니아와 같은 식품들을 별도로 섭취하여 일상 식탁에서 부족한 부분을 보충하여 혈당관리에 활용하는 경우가 많습니다.

다행히 어머님께서도 3년간 많은 효과를 보신 것 같습니다. 그렇다면 한 달 전부터 갑자기 혈당수치가 올랐다는 것은 돼지감자 · 여주 · 아로니아 때문은 아닌 것 같습니다. 스트레스 · 과로 · 음식조절 · 운동 등 일상생활에서 혹시 달라진 것은 없으셨는지요? 생활 속에서의 어떤 변화로 인하여 혈당수치가 오르지 않았나 생각됩니다.

좀 더 세밀히 살펴보시고 만약 어떤 변화가 있으셨다면 그 점에 대해서 원래대로의 생활습관으로 바꾸면 좋아질 것으로 보입니다.

공복혈당이 300mg/dℓ을 넘었다면 당분간은 당뇨 약을 다시 드셔야 할 텐데, 전에 드셨던 약이 효과가 없다면 체질에 맞지 않아서 그럴 수도 있으니 다른 약으로 바꾸어 보시는 것도 한 방법입니다.

돼지감자 · 여주 · 아로니아 섭취로 3년 동안이나 당뇨 약을 끊고도 혈당수치 조절이 잘되셨다면 굳이 돼지감자 · 여주 · 아로니아 섭취를 중단하실 것 까지는 없습니다. 그대로 드시면서 자연요법(정심 · 식이 · 운동 · 기혈)을 좀 더 강화해 보시면 좋아질 것으로 사료됩니다.

Q. 79 당뇨로 체중이 빠졌을 때 음식량을 늘리면 다시 살이 찌는가?

33세 남자로 올해 1월초 검진에서 당화혈색소 8.1%가 나왔는데 6개월 후인 현재는 5.7%로 떨어졌습니다. 운동이랑 식이요법 열심히 하고 약은 안 먹고 식사는 하루 3끼를 챙겨 먹으려 노력 하고 있고 군것질은 옛날과 비교 했을 때 80% 이상 줄였습니다.

키 177cm · 체중 78kg에서 지금은 67kg로 살이 빠졌습니다. 오랜만에 보는 사람들 마다 살이 왜 이리 빠졌냐고 캐묻는데 스트레스가 많습니다. 다시 식사량을 늘려야 할까요?

유전도 없는데 스트레스가 원인인지요? 더구나 요새는 아침에 공복혈당도 조금씩 오르는 것 같아 걱정이 이만저만이 아닙니다. 살은 계속 빠지고 어떻게 해야 할까요?

그리고 내당능장애를 가지고 있는 제 친구가 있는데 그 친구도 체중이 자꾸 빠진다고 합니다. 내당능장애에서도 체중이 빠지는 경우가 있을 수 있는 일입니까?

A. 79

약을 먹지 않고 당화혈색소 8.1%에서 5.7%까지 내려왔다면 관리를 아주 잘 하고 있다고 봅니다.

그 정도로만 관리하시면 정상회복도 가능하겠습니다. 그런데 신장 177cm에 체중 67kg이면 지극히 정상 체중인데 왜 체중을 더 늘리려고 하는지요? 체중은 더 늘리지 않는 것이 좋겠습니다.

살이 빠지는 것은 당뇨의 대표적인 증상인데 아직도 살이 빠지고 있다면 수치상으로는 정상(당화혈색소 5.7%)이지만 몸에서는 아직도 완전히 정상으로 회복되지는 않았다는 증거입니다.

몸에서 완전히 정상으로 회복되려면 다소 시간이 걸릴 수도 있습니다. 너무 걱정하시지 말고 좀 더 시간을 두고 기다려 보세요. 그 정도 수치를 계속 유지하시면 곧 좋아질 것입니다.

당뇨가 있으면 먹는 양을 늘린다고 빠졌던 체중이 늘지는 않습니다. 당뇨가 정상으로 회복되면 빠졌던 체중은 저절로 원래대로 회복됩니다.

유전성이 없어도 후천적인 생활습관으로 흔히 당뇨가 옵니다. 그 중에서도 스트레스는 당뇨의 원인 중 첫 번째입니다. 아침 공복수치가 오른다면 식이요법과 운동요법을 좀 더 철저히 지키고 스트레스를 줄이도록 노력해 보세요.

내당능장애(당뇨전단계)에서 체중이 빠지는 경우도 있고 빠지지 않는 경우도 있는데 그것은 체질에 따라 다릅니다. 전적으로 체질적인 문제입니다.

Q. 80 당뇨식단에서 조미료는 어떤 것이 좋은가?

선생님의 책에서 계산형식단과 자율형식단에 대해서 읽어 보았습니다. 저도 선생님의 생각에 동감하여 자율형 식단으로 바꾸었습니다. 병원에서 영양사가 짜준 식단표대로 두 달간 해 봤더니 도저히 장기적으로 할 수가 없었습니다.

시장보기도 힘들고 저울로 계산하기도 번거로워서 두 달 만에 포기하고 그 후로는 자율형 식단으로 하고 있는데 한결 쉽고 편합니다. 그런데 한 가지 궁금한 건 양념입니다. 시중에서 파는 화학조미료는 아무래도 좋지가 않겠지요? 어떤 것이 좋을까요?

A. 80

자율형 식단은 내 체질에 해로운 식품은 되도록 피하고 내 체질에 이로운 식품들 중에서 번갈아 가며 여러 가지 식품을 골고루 섞어 식단을 짜는 것으로, 틀에 짜인 규약이 없기 때문에 좀 비과학적이라고 생각할지 모르나 복잡하지 않고 자연스럽고 누구나 쉽게 할 수 있어 장기적으로 오래 실천할 수 있습니다.

당뇨식단은 주로 영양을 일일이 계산해서 식단을 짜는 계산형 식단을 말하는데, 계산형 식단은 영양학적으로는 합리적일지 모르나, 식품의 무게를 저울로 달아서 칼로리를 계산해야 하는 등 마치 실험실에서 키우고 있는 실험용 동물에게 적용하는 것처럼 교과서적인 식단을 짜기란 복잡하고 쉬운 일이 아닙니다.

식단을 준비하는 사람도 힘들지만, 당사자 역시 갑질나고 질려서 스트레스를 받아 오래 실천하기가 어려우며, 계산형 식단을 지나치게 강요하면 스트레스를 받아 오히려 당뇨가 더 악화될 수도 있습니다.

　이로 인해 계산형 식단을 지속적으로 유지하지 못하고 대부분 중도에서 포기하는 경우가 허다합니다. 6개월 이상 지속적으로 계산형 식단을 실천하는 사람을 보지를 못했습니다.

　자연식품인 씨눈달린 곡식류 · 채소류 · 해조류 · 버섯류 · 생선어패류 등을 위주로 하여 그때그때 사정에 맞게 알아서 식단을 짜는 것이 훨씬 더 쉽고 혈당관리도 더 잘됩니다.

　자율형 식단을 만들 때 자기에게 맞는 식품이 어떤 것인지에 대해서는 본인이 스스로 경험을 통해, 혈당의 수치를 많이 올리는 식품은 되도록 배제하고, 수치를 많이 올리지 않는 식품을 위주로 식단을 짜면 됩니다.

　우리나라 음식은 반찬의 가짓수가 너무 많고 국물반찬이 많은데, 반찬의 가짓수는 3~4가지로 간단히 차리고, 조리하지 않은 해조류나 생채소류를 반찬삼아 먹는 것이 좋습니다. 또 건더기 음식과 국물 음식은 되도록 함께 먹지 않는 것이 좋으나 부득이 같이 먹어야 할 때는 국물은 적게 먹는 것이 좋으며, 특히 국물에 밥을 말아 먹거나 식사 중에 물을 마시는 것은 좋지 않은 습관입니다. 물을 마시는 시간은 식후 30~60분 이후부터 다음 식사하기 30~60분 이전에만 마시는 것이 좋습니다.

　양념으로는 화학조미료를 일체 쓰지 말고 멸치 · 건새우 · 황태머리 · 다시마 · 들깨 · 참깨 · 표고버섯 등을 통째로 써도 좋고 가루로 만들어서 사용해도 좋습니다. 마늘 · 생강 · 파 · 양파 · 울금 · 고춧가루도 양념으로 많이 사용합니다.

Q. 81 심한 일을 하는데 그래도 별도로 운동을 해야 하는가?

건설현장에서 철근작업을 하는 근로자로 당뇨 약을 먹은 지가 4년 정도 됐습니다. 건설현장 일을 하다 보니 식이요법과 운동요법은 꿈도 못 꾸고 약에만 의존하고 있습니다.

운동을 할 시간적인 여유도 없지만 하는 일이 심한 노동이다 보니 별도로 운동은 하지 않고 있습니다. 이런 경우에도 별도의 운동을 해야 하며 식이요법도 꼭 해야 하는 걸까요?

A. 81
식이요법·운동요법이란 게 특별한 것이 아닙니다.

식이요법은 일상에서 먹는 음식에서 인스턴트식품(떡·라면·빵·사이다·콜라 등)과 기름진 음식·가루음식·튀긴 음식은 되도록 피하고, 씨눈 달린 곡식류·해조류·버섯류·채소류·과일류 등 자연식품으로 여러 가지를 골고루·알맞게·제때에 드시면 됩니다.

직장에 출근할 때 앞에 열거한 좋은 식품으로 집에서 조리한 도시락을 준비하면 더 없이 좋겠지만, 그것이 여의치 않다면 식당에서 매식하는 음식 중에서 앞에 열거한 좋지 않은 음식들은 되도록 멀리하고 좋은 식품으로 주로 드시면 됩니다. 운동요법도 꼭 운동을 별도로 해야만 하는 것은 아닙니다. 건설현장의 철근작업이 얼마나 힘든 일인가요? 그 자체가 전신운동인데 그 정도의 활동만으로도 충분한 운동효과를 거둘 수 있으니 별도로 운동은 하지 않으셔도 되겠습니다.

Q. 82 당뇨에는 어떤 운동이 좋은가?

당뇨 2년차를 보내며 병원 약을 열심히 먹고 있는데 음식조절과 운동을 병행하려고 합니다. 음식은 주로 곡·채식 위주로 하고 있으며 기름진 음식과 가공음식들은 되도록 피하고 있습니다.

그랬더니 혈당관리가 좀 잘 되는 것 같아 운동도 함께 곁들이려고 인터넷에 찾아보니 당뇨에는 유산소운동이 좋다고 하는데 어떤 것들이 좋은지요? 그리고 운동을 하는 시간대와 운동시간은 어느 정도로 하는 것이 좋을까요?

A. 82
당뇨에 좋은 운동이 따로 정해진 것은 없으며 본인이 좋아하는 운동 중에서 선택하여 하루 1시간 정도 규칙적으로 꾸준히 하시면 됩니다.

운동에는 유산소운동과 무산소운동이 있습니다. 역도·100m달리기·씨름 등 숨을 멈추고 한 번에 힘을 주면서 하는 운동을 '무산소운동'이라 하고, 빠른 걷기·달리기·자전거타기·등산·수영·줄넘기·계단오르기·팔굽혀펴기·윗몸일으키기·국민체조·철봉·테니스·탁구 등 숨이 차지 않으며 큰 힘을 들이지 않고도 할 수 있는 운동을 '유산소운동'이라고 합니다.

당뇨가 있는 사람이라면 과격하게 힘이 들어가는 무산소운동보다 가볍게 할 수 있는 유산소운동이 좋으며, 땀을 흘려 속옷이 촉촉이 젖을 정도가 적당합니다. 당뇨환자 중에서도 특히 거동이 불편한 사람이나 체력이 약한 노약자인 경우에는 땀이 날 때까지 운동을 하기가 어려울 것입니다.

이럴 경우에는 국민체조·걷기·등산 등의 가벼운 운동이 좋으나, 근력운동이 가능한 젊은 사람이라면 너무 가볍게만 운동하지 말고 유산소운동이라도 좀 더 강도를 높인다거나 역기 등 기구를 이용한 근력운동으로 근육을 단련시키면 혈당조절이 훨씬 더 잘 됩니다.

운동을 하는 시간대는 식후 30분에서 1시간 사이에 시작하는 것이 좋으며 운동을 하는 시간은 최소한 30분 이상은 해야 효과가 있습니다.
운동의 강도가 너무 약하거나 운동시간이 짧으면 효과가 떨어지고, 강도가 지나치게 강하거나 운동시간이 너무 길어도 부작용이 생길 수 있으므로 30분에서 1시간 30분 정도하는 것이 적당하며 2시간 이상은 무리입니다.
운동의 횟수는 매 식후 하루에 3회 하는 것이 가장 좋으나 그렇지 못할 경우에는 하루에 1회라도 하는 것이 좋으며, 그것도 어렵다면 최소한 일주일에 5회 정도는 해야 합니다. 일주일에 한번 정도 주말에 등산을 5~6시간씩 하는 것은 당뇨가 있는 사람들에게 무리입니다.
운동의 효과는 서서히 나타나므로 벼락치기 운동은 부작용만 낳을 뿐 건강에는 아무런 도움을 주지 못합니다. 그러므로 하다가 중단하지 말고 꾸준히 지속적으로 하는 것이 중요합니다. 주 1~2회 과격한 운동을 하는 것보다는 매일 30분~1시간 30분 정도 가벼운 운동이라도 꾸준히 하는 것이 훨씬 더 효과적입니다.
그리고 하기 싫은 운동을 의무적으로 억지로 하는 것이라면 그것이 스트레스로 작용하여 운동의 효과보다 스트레스가 혈당수치를 오히려 올릴 수 있으므로 운동을 할 때는 즐거운 마음으로 해야 효과가 큽니다.

추울 때나 눈비가 올 때는 줄넘기·계단오르기·팔굽혀펴기·윗몸일으키기·국민체조·스쿼트·런닝머신·탁구·역기·아령 등 실내에서 할 수 있는 운동을 하시면 됩니다.

Q. 83 당뇨검사를 위해서는 꼭 입원을 해야 하는가?

34세의 임신 5개월 된 임산부입니다. 지금까지는 남들이 부러워할 정도로 건강에는 자신을 가지고 살아왔는데 한 달 전부터 자꾸 갈증이 심하고 화장실도 자주가게 되어 임신 때문에 그렇겠지 생각하며 무시하고 지냈습니다.

그런데 어제는 산부인과 정기 검진을 받으러가서 의사선생님께 말씀을 드렸더니 임신성 당뇨가 의심된다며 당뇨검사를 해 보자고 합니다. 내분비내과에 가서 혈당검사를 해보니 108mg/dℓ이 나왔습니다. 당화혈색소는 5.8%라고 합니다.

마침 아침 식사를 안 하고 갔더니 공복수치 108mg/dℓ이면 당뇨라고 하시면서 당장 입원을 하여 정밀검사를 더 해보자는 것입니다.

정밀검사지만 통원진료를 하면 안 되겠냐고 했더니 입원을 해야 정확한 검진을 할 수 있다며 입원을 강요하였습니다. 크게 아픈 곳도 없고 불편한 곳도 없는데 꼭 입원을 하여 검사를 해야 하는 건가요?

그래서 다시 한 번 생각해 보고 입원을 하든지 어떻게 하겠다고 했더니 좀 못 마땅한 표정으로 꼭 입원검사를 해야 한다고 하시네요. 그래서 얼마간 입원을 해야 하느냐고 물었더니 최소한 3일에서 1주일 정도는 입원을 해야 한답니다.

집안 사정으로 며칠씩 입원하기가 좀 어려운데 통원검사로는 안 되는 걸까요? 고민입니다.

A. 83

> 합병증으로 중환자라면 몰라도 당화혈색소수치 5.8%에서 별다른 불편도 없는 임산부에게 정밀검사를 위해 입원을 해야 한다는 것은 좀 과잉진료인 것 같기는 합니다.

개인적인 생각으론 정밀검사라 하더라도 통원진료로도 검사가 가능할 것 같은데, 거기에 대해서는 의사의 권한인데 제가 의사가 아니라 뭐라고 말할 수는 없네요. 저 같으면 입원검사를 하지 않고 통원검사를 하거나 그것이 안 된다면 다른 병원으로 옮기겠습니다.

34세의 임신 5개월에 당화혈색소수치 5.8%·공복수치 108mg/dℓ이면 정밀검사 해봐야 별다른 이상 징후는 나오지 않을 것 같은데 굳이 입원까지 해가면서 정밀검사를 받을 필요가 있을지는 의문입니다.

포도당 부하검사로도 충분히 상태와 진행정도를 알 수가 있을 텐데 말입니다. 임신성 당뇨라면 인슐린 투약과 집에서 음식조절과 가벼운 운동을 하는 것 외에는 별다른 치료방법이 없습니다.

Q. 84 소변검사로도 당뇨병을 알 수 있는가?

고등학교 2학년 학생인데 며칠 사이 너무 피곤하고 소변에서 거품이 많이 생깁니다. 인터넷에서 검색을 해보니 당뇨병 증상인 것 같은데 혹시 당뇨병은 아닐까 몹시 불안합니다.

병원에는 갈 시간이 없고 약국에서 소변검사 스티커를 한통 사서 검사를 해 보려고 하는데 소변검사로도 당뇨병을 알 수가 있는지 알고 싶습니다.

A. 84

소변검사는 당이 소변으로 얼마나 배출되느냐를 알아보는 검사이므로 확실한 것은 혈당검사를 해야 당뇨병인지 아닌지를 정확히 판단할 수가 있습니다.

소변검사에서 양성으로 나오면 당뇨병을 의심하고 음성으로 나오면 당뇨병이 아니라고 하는데, 대개 혈당이 180mg/dℓ 이상 올라가야 소변에서 양성으로 반응합니다.

드물기는 하지만 소변에서 양성으로 반응하여도 당뇨병이 아닌 사람이 있고, 음성으로 반응하여도 당뇨병인 경우가 있으므로 소변검사로는 불확실합니다. 시간을 내서 보건소나 가까운 동네 내과에 가서 혈당검사를 한 번 받아보는 것이 좋겠습니다.

Q. 85 정상 혈당수치는 얼마인가?

20대 초반 직장여성입니다. 하는 일이 많아 힘들기는 하지만 갑자기 요사이 들어 너무 피곤합니다. 먹는 음식이나 직장 일이나 별로 달라진 게 없는데 왜 이리 피곤할까요? 잠을 푹 자고나도 계속 피곤합니다.

주위에서 혈당검사를 해 보라고 해서 일주일 전 공복혈당 검사를 했더니 102mg/dℓ이 나왔습니다. 의사선생님은 당뇨전단계라고 하시며 약은 좀 더 두고 보자고 하시네요.

마음이 개운치가 않아 어제는 다른 병원에서 또 검사를 해봤더니 100mg/dℓ가 나왔는데 정상범위라고 하시면서 걱정하지 않아도 된다고 합니다. 이게 어찌된 일일까요?

일주일사이에 정상과 당뇨 전단계를 왔다갔다하니 어느 말을 믿어야 할지요? 어리둥절하고 너무 헷갈립니다. 정확한 정상수치는 얼마인지요? 그리고 당뇨합병증이 오는 위험수치의 기준은 얼마부터인지요?

A. 85

> 혈당수치 · 당화혈색소수치 · 씨펩타이드수치 · 혈압수치 · 간수치 등 각종 수치는 개개인마다 체질이 서로 다르기 때문에 개인마다 수치가 조금씩 다를 수 있습니다.

개개인마다 각각 다른 이 많은 수치를 표준치로 정할 수가 없으므로 무작위로 일정의 사람들을 선정하여 평균값을 낸 것이 현대의학에서 사용하는 표준치이며 기준입니다.

그러므로 이 표준치를 가지고 체질이 서로 다른 개개인에게 똑 같이 적용한다는 것은 맞지 않을 수도 있습니다.

그래서 표준수치에 너무 집착하거나 절대 수치라고 단정하지 말고 융통성 있게 참고수치 정도로만 생각하는 것이 당뇨관리에 오히려 도움이 됩니다.

일상의 경험을 통하여 생활에 불편함이 있는지 없는지를 알아보고 불편함이 있을 때 그중에서 당뇨 증상이 나타난다면 그때의 혈당수치가 자기에게 적용되는 당뇨수치의 기준으로 생각하고 대처하는 것이 더 실용적일 수 있다는 것입니다.

즉, 체질과 연령·환경 등에 따라 어떤 사람은 90mg/dl이 정상일 수도 있고, 100mg/dl이 정상일 수도 있으며, 110mg/dl이 정상일 수도 있다는 얘기입니다.

현대의학에서 사용하고 있는 당뇨판정 표준치의 기준도 나라마다, 학회·단체·병원에 따라서 약간의 차이가 있습니다.

이런 것을 감안할 때 100mg/dl이나 102mg/dl는 정상이라고 할 수도 있고 당뇨 전단계라고도 할 수 있으므로 코에 걸면 코걸이, 귀에 걸면 귀걸이가 될 수 있습니다. 정상과 당뇨전단계의 경계선이라고 생각하시면 되겠습니다.

우리나라에서는 대부분 다음 기준을 많이 사용하고 있으니 참고하시기 바랍니다. 참고로 당뇨판정기준은 다음과 같습니다.

진단항목	공복혈당 수치	식후 2시간 수치	당화혈색소 수치
정상	70~100mg/dℓ 미만	70~140mg/dℓ 미만	4.0~5.7%
당뇨 전단계 (공복혈당 장애)	100~125mg/dℓ	70~140mg/dℓ	5.8~6.4%
당뇨 전단계 (내당능 장애)	100~125mg/dℓ	140~199mg/dℓ	5.8~6.4%
당뇨	126mg/dℓ 이상	200mg/dℓ 이상	6.5% 이상

※ 혈액검사에서 위의 수치가 2회 이상 나오면 진단항목의 해당 단계로 최종 판정합니다.

여기서 공복혈당장애란 공복혈당수치만 높은 경우를 말하는 것이고, 내당능장애란 공복혈당수치·식후혈당수치 모두가 높은 경우를 말하는 것입니다. 공복혈당이 126mg/dℓ을 넘으면 당뇨로 판정하고, 당뇨증세가 있으면서 식사와 관계없이 임의로 측정하여 200mg/dℓ 이상이면 당뇨로 판정하며, 당뇨 전단계(예비당뇨)인 공복혈당 장애와 내당능 장애를 방치하고 관리하지 않으면 10년 내에 당뇨로 진행될 가능성은 100%라고 합니다.

그리고 합병증의 위험수치가 얼마부터인지에 대해서는 체질에 따라 다릅니다. 어떤 사람은 200mg/dℓ에서 쩔쩔 매거나 합병증이 오는 사람이 있고, 어떤 사람은 500mg/dℓ이상에서도 끄떡없이 지내거나 합병증이 걸리지 않는 사람도 있습니다. 일반적으로는 300mg/dℓ이상이면 관리를 적극적으로 해야 하고, 500mg/dℓ이상이면 위험한 수치라고 흔히들 말합니다.

Q. 86 혈당검사는 얼마나 자주 측정하는 것이 좋은가?

혈당검사를 얼마나 자주 측정해야 하는 것이 좋을지 궁금하여 문의합니다. 너무 많이 찔러서 지금은 손끝이 얼얼하고 더 찌르기가 겁이 납니다. 혈당수치를 측정하는 주기적 기준이 있는지요? 얼마 만에 측정하는 것이 바람직할까요?

A. 86
혈당수치를 측정하는 주기적 기준은 없습니다.

다만 처음에 자신의 평균 수치를 모를 때는 자주 측정하고, 그렇게 하여 평균 수치를 알고 난 뒤에는 자주 측정할 필요가 없습니다.

평균 수치를 모를 때는 아침식사 전과 식후 2시간 · 점심식사 전과 식후 2시간 · 저녁식사 전과 식후 2시간 · 취침 전, 이렇게 하루에 7번 정도 하는 것이 좋지만 그렇게 자주 잴 수 없을 때는 하루 2~3회 정도 측정하면 됩니다.

이렇게 하여 어느 정도 평균 수치를 알고 난 뒤에는 혈당검사는 되도록 적게 하고 몸의 신호로 관리하거나 3~4개월에 한 번씩 당화혈색소 수치로 관리하는 것이 좋습니다.

어떤 사람은 "궁금하니까 자꾸 재어본다."고 하는데, 수치를 재어본다고 해서 당뇨가 치료되는 것도 아니고 수치만 알아볼 뿐인데, 그렇다고 그 수치가 정확한 것도 아니고, 게다가 수치가 올라가면 또 스트레스를 받으며 지옥과 천국을 넘나들어야 하니 악순환의 반복으로 득(得)보다는 실(失)이 많습니다.

휴대용측정기 검사도 적절히 잘만 활용한다면 당뇨관리에 도움이 되기도 하지만, 시도 때도 없이 과도하게 남용하는 것은 도움을 주는 것이 아니라 오히려 해를 주는 애물단지가 될 것입니다.

그러나 처음 약이나 인슐린을 시작하는 경우, 치료 방법이 변경된 경우, 몸의 컨디션이 심하게 나쁜 경우, 임신을 하였을 경우, 혈당의 기복이 심한 경우에는 자주 측정할 수밖에 없습니다.

Q. 87 식후 혈당을 식후 2시간에 재는 이유는 무엇인가?

현재 유학생활 중이고 요즘 몸이 피곤하고 피부에 트러블도 많이 생겨서 당뇨가 의심되어 혈당측정기를 구입하여 생각날 때마다 한 번씩 혈당을 측정하고 있습니다.

평소에는 식후 혈당을 측정하지 않아서 잘 몰랐는데 오늘 점심식사 후 1시간정도 되었을 때 처음으로 식후 혈당을 측정했는데 184mg/dl 정도 나와서 깜짝 놀라서 기다렸다가 다음 1시간 뒤에 혈당을 측정하였는데 114mg/dl가 나왔습니다.

정보를 검색해도 식후 1시간 혈당에 대해선 아무런 정보가 없습니다. 제 같은 경우에는 당뇨일까요? 당뇨가 아닐까요?

A. 87

> 식후 1시간 수치는 별 의미를 두지 마시고, 공복수치와 식후 2시간 수치로 관리하는 것이 좋습니다.

식후 1시간 수치가 184mg/dl라면 좀 높은 수치이기는 한데, 당뇨가 없는 사람도 식후 1시간에는 그렇게 올라가는 경우가 있기도 합니다.

당뇨가 없는 사람도, 당뇨가 있는 사람도, 누구나 음식을 섭취하면 식후 30분부터 혈당수치가 서서히 오르기 시작하여 1시간 후면 절정에 달했다가, 그 뒤부터는 서서히 내려오기 시작하여 2시간 후에는 140mg/dl 정도로 내려와야 정상이라고 합니다.

이렇게 수치가 내려오는 시간을 알아보기 위해 식후 2시간을 정해 놓은 것인데, 당뇨가 있으면 그 내려오는 속도가 느려 2시간 후에도 140mg/dl

이하로 내려오지를 않습니다. 어떤 사람은 3~4시간이 지나도 140mg/dl 이하로 내려오지 않는 사람도 많습니다.

이 식후 2시간 수치를 보고 당뇨를 판단하는 것인데, 식후 2시간 수치 114mg/dl가 나왔다면 정상입니다. 식후 1시간 수치 184mg/dl는 무시해도 되겠습니다.

그런데 한 번의 혈당검사로는 좀 애매한 면도 없지 않습니다. 검사 시 긴장 · 검사 시 실수 · 측정기의 오류 · 섭취한 음식의 종류와 양 · 생활환경의 변화 등 예기치 못한 일들의 발생에 따라 혈당수치는 원래 누구나 들쭉날쭉 올랐다 내렸다 하기 때문에, 정상적인 생활(특히 음식과 운동)을 하면서 2~3회 더 검사를 해보는 것이 가장 정확하고 확실합니다.

Q. 87 식후 혈당을 식후 2시간에 재는 이유는 무엇인가?

Q. 88 혈당검사에서 식전검사와 공복검사는 어떻게 다른가?

공복혈당 검사를 할 때 저는 매일 밥 먹기 전에 검사를 하는데 그렇게 하는 것이 맞는 것인지요?
오늘은 주스와 빵으로 간식을 하고 그 후 1~2시간 뒤에 식사를 했는데 어디에 보니까 엄격히 말하면 식전수치와 공복수치가 다르다고 하는데 식전수치와 공복수치는 무엇이 어떻게 다른가요?

A. 88
공복검사란 지난 식사를 하고 난 후 5~8시간 동안 물 이외의 다른 음식은 아무것도 먹지 않은 공복상태에서 검사하는 것을 말합니다.

주스와 빵으로 간식을 하고 그 후 1~2시간 뒤에 식사를 했는데 그 때 식사하기 전에 혈당검사를 했다면 이것은 공복검사가 아니라 식전검사입니다.

반면 식전검사란 지난 식사를 마치고 시간이 얼마를 지났는지 와는 상관없이 어느 때든지 식사 때마다 식사하기 바로 전에 검사하는 것을 말하는 것입니다. 그러므로 식전수치와 공복수치는 완전히 다릅니다. 혈당수치에서 요구하는 공복수치는 공복검사 수치를 말하는 것이지 식전검사 수치를 말하는 것이 아닙니다.

Q. 89 식후 2시간은 식사 시작부터인가 식사가 끝나고부터인가?

식후 2시간 혈당 측정시간 때문에 와이프랑 한바탕 말씨름을 했습니다. 와이프 주장은 밥을 먹기 시작하면서부터, 즉 숟가락 들고서 부터 2시간이라는 것입니다. 1시간 동안 밥을 먹었다면 밥 다 먹고 1시간 후가 식후 2시간이랍니다.

나는 반대로 밥을 다 먹고 난 후, 즉 숟가락 놓고 2시간을 주장했습니다. 이 문제로 반나절이나 승강이를 했는데도 결론이 나질 않았습니다. 누구의 의견이 맞는 것일까요?

A. 89
개인적인 생각으로는 숟가락 들고 2시간은 좀 불합리한 것 같습니다.

숟가락 들고 2시간 후, 숟가락 놓고 2시간 후, 여기에 대한 의견은 전문가들 사이에서도 서로 주장이 다양하고 분분합니다. 어떤 분들은 숟가락 들고 2시간 후가 옳다는 분도 있고, 어떤 분들은 숟가락 놓고 2시간 후가 맞다는 분도 있습니다.

음식을 섭취하면 30분부터 혈당수치가 올라가기 시작하여 1시간 후에는 정점을 찍고 그 뒤부터는 서서히 수치가 내려와 2시간 후에는 140mg/dℓ까지 내려와야 정상이라고 합니다.

이때 숟가락 들고 2시간으로 계산을 해보면, 식사를 1시간 동안 했다면 숟가락 놓고 1시간 후가 식후 2시간이 되는 것인데, 그때는 수치가 최고로 높아져 있을 시간이거든요? 또 숟가락 놓고 2시간으로 계산을 해보면, 식사시간이 얼마나 걸렸는지 와는 상관없이 식사를 마친 뒤 2시간이 되는 시점에 측정을 하는 것이니까 오차가 더 적을 수 있습니다. 그래서 저는 숟가락 들고 2시간과 숟가락 놓고 2시간을 모두 실험을 해봤는데, 숟가락 들고 2시간은 식사 시간이 얼마나 걸렸느냐에 따라 차이가 많았습니다. 그러나 숟가락 놓고 2시간은 차이가 별로 크지 않아 저는 숟가락 놓고 2시간 후를 기준으로 삼고 있습니다.

Q. 90 당뇨환자에게 혈당수치 조절목표는 얼마인가?

7년째 당뇨 약을 먹고 있으면서 혈당관리가 안 돼 병원을 세 번이나 옮겼습니다. 그런데 혈당수치가 높으면 합병증이 올수 있으니 최소한의 가이드라인은 넘지 말고 꼭 지키라고 하는데 그 조절목표 수치가 병원마다 다릅니다.

의료기관이나 학회·협회에서 정해진 수치는 없는 걸까요? 참고로 임신성당뇨의 혈당수치 조절목표치도 알려 주시면 고맙겠습니다.

그리고 운동을 하고 난 후 바로 혈당을 측정해보면 어떤 때는 오히려 수치가 올라가는 경우가 있는데 왜 그런 것일까요? 또 어떤 사람은 혈당수치가 높을 때는 과격한 운동은 하지 말라고 하는데 맞는 말일까요? 궁금한 게 너무 많습니다.

A. 90
혈당수치 조절목표라고 딱히 정해진 것은 없습니다.

당뇨경력에 따라, 체질에 따라, 연령에 따라 다르기도 하지만 병원마다, 의사마다 다른 경우도 많습니다. 대체적으로 이 수치는 넘지 않는 것이 좋다고 말하는 조절목표 수치는 다음과 같습니다.

진단	공복혈당 수치	식후 2시간 수치	당화혈색소 수치
65세 미만	70~130mg/dℓ	70~180mg/dℓ	5.7~6.5%
65세 이상	70~140mg/dℓ	70~190mg/dℓ	5.7~7.0%

임신성당뇨의 혈당수치 조절 목표치는 대부분 공복 95mg/dl 이하 · 식후 2시간 120mg/dl 이하로 관리하고 있는데, 이 수치도 병원마다, 의사마다 다른 경우가 많습니다.

　그리고 운동이 끝난 후 바로 측정을 하면 몸의 상태가 안정을 찾지 못한 상태일 수도 있으므로 수치가 올라가기도 있습니다. 운동 후 적어도 30~60분은 지나야 몸의 상태가 어느 정도 안정되는데 그때 측정하는 것이 바람직합니다.

　또 혈당수치가 250mg/dl이상 높을 때는 과격한 운동은 되도록 피하고 공기 맑은 곳에서 빠른 걷기 등으로 가볍게 하는 것이 좋습니다.

Q. 91 당화혈색소(HbA1c)수치란 무엇인가?

이제 막 한 달 전에 당뇨에 걸린 당뇨 초보입니다. 병원 약도 먹고 있고 당뇨공부도 열심히 하고 있는데 당화혈색소에 대해서 이해가 좀 부족합니다. 좀 더 상세한 설명을 해 줬으면 좋겠습니다. 그리고 당화혈색소수치와 혈당수치와는 차이는 무엇인지도 알고 싶습니다.

A. 91

Hb는 hemoglobin(혈색소)의 약자이며 A는 Adult(다 자란, 성인)의 머리글자입니다.

Hb의 종류는 보통 HbA · HbA2 · HbF 등이 있으며 이 중에서 성인들에게 많이 쓰이는 것은 HbA입니다. 이것들을 크로마토그래피라는 방법으로 분석하면, HbA1a · HbA1b · HbA1c로 나누어지는데 통틀어서 HbA1라고 부릅니다.

HbA의 종류 중에서 HbA1 이라는 것이 있고, 이것을 나누기 위해 a · b · c를 붙였으며, HbA1c는 HbA1의 일종입니다. 혈액 속의 적혈구 안에는 혈색소(헤모글로빈)가 있습니다. 혈색소는 우리 몸에 산소와 영양소 등을 공급해 주는 역할을 하는데, 이 혈색소에 당이 달라붙어 있으면 정상적인 역할을 할 수가 없습니다. 당화혈색소수치란 이 혈색소 중 정상적인 혈색소와 당이 붙어 있는 혈색소와의 비율을 말하는 것입니다.

보통 적혈구의 수명은 120일 정도입니다. 그렇다면 지금 혈액 속에서 활동하고 있는 적혈구들은 금방 만들어진 적혈구와 수명을 거의 다한 적혈구까지 다양하게 존재합니다.

이 중 금방 만들어진 적혈구는 당이 붙어있지 않을 것이고, 60일된 적혈구는 당이 붙어있는 것과 붙어있지 않은 것들이 반반씩일 것이며, 수명을 다해가는 적혈구는 120일 동안 당이 잔뜩 붙어 있을 것입니다.

이렇게 봤을 때 혈액 속에는 금방 만들어진 적혈구와 수명을 다해가는 적혈구가 120일간 순차적으로 반반씩 섞여있으므로, 적혈구의 숫자와 수명을 그 절반으로 계산하여 60일 동안의 평균 수치를 알아보는 것입니다.

이렇게 지난 60일간의 혈색소 중에서 당이 붙어 있지 않은 혈색소와 당이 적게 붙어 있는 혈색소와 당이 많이 붙어 있는 혈색소와의 비율을 나타낸 것이 당화혈색소수치입니다.

당화혈색소검사는 집에서는 할 수 없고 정맥혈에서 주사기로 채혈하여 검사장비가 있는 병원에서만 검사할 수 있습니다.

혈당검사는 손가락 끝에서 채혈침으로 피 한 방울만 채혈하여 그때그때 측정할 당시의 수치만 알아보는 검사로 집에서도 간단히 할 수 있습니다.

혈당검사는 측정하는 그 시각의 수치 밖에는 알 수가 없으며, 그런 중에도 섭취하는 음식물의 종류와 양·스트레스·운동량·측정하는 시간에 따라 측정할 때마다 다르게 나타나므로 정확성이 떨어지지만, 당화혈색소수치는 60일 간의 평균 수치를 알아보는 것이므로 당뇨검사 중에서는 가장 정확합니다.

당화혈색소검사는 병원에서만 할 수 있어 좀 불편하긴 하지만 보통 3~4개월에 한 번만 하면 되므로 혈당관리는 당화혈색소검사로 관리하는 것이 제일 좋습니다. 그러나 당화혈색소수치도 절대적인 정확한 수치는 아니며 기계적인 오차가 있습니다.

참고로 혈당수치와 당화혈색소수치와의 조견표는 다음과 같습니다.

진단	당화혈색소수치	혈당수치
위험수치	18%	490~560mg/dℓ
	17%	460~525mg/dℓ
	16%	430~490mg/dℓ
	15%	400~455mg/dℓ
	14%	370~420mg/dℓ
	13%	340~385mg/dℓ
	12%	310~350mg/dℓ
경고수치	11%	280~315mg/dℓ
	10%	250~280mg/dℓ
경계수치	9%	220~245mg/dℓ
	8%	190~210mg/dℓ
조절양호	7%	160~175mg/dℓ
	6%	130~140mg/dℓ
정상수치	5%	100~105mg/dℓ
	4%	70mg/dℓ

※ 당화혈색소가 1% 상승할 때마다 혈당수치는 30~35mg/dℓ씩 오릅니다. 당화혈색소를 1% 줄이면 심근경색 14%, 백내장 19%, 미세혈관 질환 37%, 말초혈관 질환 43%, 당뇨로 인한 사망률 21%를 감소시킨다는 발표도 있습니다.

Q. 92 당화혈색소수치와 혈당수치는 정비례하는가?

20살 대학생입니다. 기숙사 생활로 매우 불규칙적이고 폭식적인 생활을 하다가 건강이 급격히 나빠져서 휴학 후 정밀검진을 받았습니다. 8시간 공복혈당이 150mg/dl이 넘었습니다.

그런데 그 후 병원에서 1주간 입원하며 규칙적인 생활을 했더니 당뇨 약 복용 없이 공복수치 110mg/dl · 식후 2시간수치 140mg/dl이 나왔습니다. 약 1주간 계속 이 수치입니다. 아이스크림을 먹고도 1시간 후 혈당이 110mg/dl이 나왔습니다. 그런데 당화혈색소수치는 7.7%가 나왔는데 어떻게 해석해야 할까요? 당화혈색소수치가 7.7%면 간이측정기 혈당 수치로 180~190mg/dl 정도 나와야 되는 것 아닐까요?

식습관 · 생활습관을 바꾼 것만으로 혈당 수치가 1주일 만에 150mg/dl에서 110mg/dl으로 이렇게 차이가 날 수 있을까요? 그리고 당뇨관리 수치의 기준을 당화혈색소수치와 간이측정기 혈당수치의 두 결과 중 어디에 초점을 맞춰야 하는지도 궁금합니다.

A. 92

당화혈색소수치와 간이측정기로 재는 혈당수치는 대체적으로는 정비례하지만 때로는 정비례하지 않을 수도 있습니다.

당화혈색소수치가 7.7%면 혈당수치로 180~190mg/dl 전후로 나와야 하는데, 공복수치 110mg/dl · 식후수치 140mg/dl · 아이스크림 먹고 1시간 후 수치가 110mg/dl이 나왔다면 당화혈색소수치와 혈당수치와의 차이가 좀 심하기는 합니다.

그것은 당화혈색소수치는 2개월간의 평균 수치를 나타낸 것이므로 수치의 변화가 크지 않지만, 혈당수치는 그때그때 잴 때마다 섭취하는 음식의 종류와 양에 따라 수치가 달라 질 수 있기 때문에 당화혈색소 수치보다 높게도 나올 수 있고 낮게도 나올 수 있는 것입니다.

그래서 혈당수치보다 당화혈색소수치가 더 정확하다는 것입니다. 혈당수치로 보면 정상수치이고, 당화혈색소수치로 보면 중증(中症)의 수치인데, 아무래도 당화혈색소수치가 더 정확하니 당화혈색소수치에 맞춰서 관리하는 것이 원칙입니다.

그렇다면 아직도 당화혈색소수치가 7.7%라면 중증(中症)의 수치이므로 관리에 좀 더 신경을 써야할 것 같습니다. 그러나 한 번의 검사로는 수치의 착오가 생길수도 있으니 2~3회 더 검사를 해보는 것이 좋을 것 같습니다.

Q. 93 C-Peptide수치란 무엇인가?

당화혈색소수치 6.8%·씨펩타이드수치 5.20ng/㎖ 나왔습니다. 27세의 직장인으로 현재 당뇨 약 복용 중이며 식이요법·운동요법을 병행 중인데 이 정도면 심각한 수준일까요? 그리고 씨펩타이드수치에 대해서도 정확한 의미를 알고 싶습니다.

A. 93

C-Peptide 검사는 췌장의 기능을 알아보는 검사로서 지금 인슐린 분비가 되고 있는지 안 되고 있는지, 되고 있다면 어느 정도가 분비되고 있는지를 알아보는 검사인데 검사장비가 있는 병원에서만 할 수 있습니다.

C-펩타이드는 췌장에서 인슐린이 생성·분비될 때 나오는 부산물로 인슐린 분비량과 동일하게 방출됩니다. 따라서 혈액속의 C-펩타이드 농도를 검사해 보면 그 사람의 인슐린 분비량을 알 수가 있습니다.

그러므로 처음 당뇨를 발견했을 때에는 반드시 C-펩타이드 검사를 받아보는 것이 좋습니다. 씨펩타이드의 정상범위는 공복일 때 1~2ng/㎖·식후 2시간일 때 3~6ng/㎖인데, 5.2ng/㎖는 공복수치인가요? 식후수치인가요? 공복수치라면 좀 높은 편이지만 식후수치라면 정상범위입니다.

그리고 당화혈색소 6.8%면 당뇨초기 수준입니다. 씨펩타이드수치가 높다는 것은 췌장에서 인슐린 분비는 잘 되고 있으므로 인슐린 저항성이 높다는 것입니다. 심각한 수준은 아니며 그 정도 수치에서는 약을 끊고 식이조절·운동을 겸한 자연요법(생활요법)만으로도 충분하리라 봅니다.

Q. 94 케톤산혈증이란 무엇인가?

갑자기 입이 마르고 호흡이 빨라지며 구토·복통증상이 심한데 이것이 케톤산혈증일까요? 만약 케톤산혈증이라면 병원에 가야 하는 것인지요? 케톤산증에 대해서 좀 더 자세한 것을 알고 싶습니다.

A. 94
증상으로 봤을 때는 케톤산혈증이 맞는 것 같습니다.

병원에 가서 자세한 검사를 받아보는 것이 좋겠습니다. 케톤산혈증이란, 고혈당으로 인한 급성 합병증 중의 하나로, 당뇨가 있으면 세포내로 포도당을 운반해야할 인슐린이 부족하여 혈관 속에는 포도당이 많지만 세포 속에는 포도당이 적습니다. 이렇게 포도당 부족상태가 지속되면 당분을 에너지로 쓸 수 없게 되어 체내에 저장되어 있는 단백질·지방질을 분해하여 에너지로 사용하게 됩니다. 이때 지방이 불완전하게 분해·연소되면서 생성되는 몸에 나쁜 강한 산성 물질이 케톤산입니다.

케톤산이라고 하는 이 부산물이 혈중에 쌓이면 체액이 산성으로 변하면서 생기는 현상인데, 증상으로는 탈수가 심해 입이 마르고 호흡과 심장박동이 빨라지며 구토·복통·저혈압·혼수상태에 빠지거나 의식을 잃을 수가 있고 심하면 사망에 이를 수도 있습니다.

주로 인슐린 분비가 되지 않는 제1형 당뇨환자에게 발생하는데, 처음 진단 당시에 나타나기도 하지만 인슐린 치료를 받던 제1형 당뇨환자가 인슐린 주사를 거르는 경우에 주로 발생합니다. 응급처방으로 수분이나 전해질·인슐린을 공급해 준 후 즉시 병원으로 옮겨야 합니다.

Q. 95 밀월기간이란 무엇인가?

2년 전 당뇨를 만나 혈당수치가 200mg/dl을 넘나들어 혈당강하제를 하루에 2번씩 먹었는데 3개월 전부터는 수치가 100~140mg/dl으로 잡혀서 지금은 약을 끊고 식이조절과 운동만 하고 있는데도 수치가 올라가지 않고 있습니다.

의사선생님께서 밀월기간일 수도 있다고 하는데 밀월기간이란 말에 대해서 정확한 설명을 안 해 주십니다. 밀월기간이란 것이 무엇을 말하는 것인지 궁금합니다.

A. 95

밀월기간이라는 말은 당뇨 약을 먹지 않고 음식조절 · 운동도 별로 신경 쓰지 않았는데도 수치가 적절히 잘 조절되는 때를 말하는 것입니다.

이렇게 알 수 없이 저절로 수치조절이 잘 되다가도 어느 정도 기간이 지나면 또다시 수치가 올라가기도 합니다. 그런데 밀월기간에는 왜 이렇게 수치조절이 잘 되는지, 밀월기간은 언제까지 이어지는지에 대해서는 현대의학에서도 정확히 밝혀진 것이 없습니다. 밀월기간이라는 어원에 대해서도 정확한 설명은 없습니다.

우리가 흔히 달콤한 신혼기간을 밀월기간이라고 말하는 것처럼 당뇨관리에 별다른 노력을 기울이지 않았는데도 혈당조절이 잘 되는 시기를 두고 밀월기간이라는 단어를 인용하지 않았나 싶습니다.

밀월기간이 끝나고 나면 천방지축 널뛰기수치로 사람의 혼을 빼는 폭풍기간이 또 옵니다. 너무 안일하게 생각하지 말고 세심한 관찰로 꾸준한 자연요법을 실천해야 이 폭풍기간을 면할 수 있습니다.

당뇨관리는 잠시도 한 눈을 팔면 안 됩니다. 한정거리가 있는 육상경기의 마라톤이 아니라 한정기간이 없는 평생의 마라톤입니다. 서두르지 말고 유유자적, 평화롭게 즐기면서 관리해야 지치지 않고 자연요법의 효과도 증대 됩니다.

Q. 96 당뇨를 예방하려면 어떻게 하면 되는가?

지금은 제가 당뇨가 없지만 당뇨는 유전성이 많다는데 집안에 당뇨로 고생하는 분들이 많아 은근히 걱정이 됩니다. 집안 가족력이 있어도 예방을 잘 하면 당뇨에 걸리지 않는다는 말도 있던데 사실일까요? 어떻게 하면 예방할 수가 있을까요?

A. 96
가족력이 있어도 일상생활에서 예방을 철저히 하면 당뇨에 걸리지 않는다는 것은 맞는 말입니다.

당뇨를 예방하려면 과도한 스트레스와 피로를 피하고, 체내 유해독소제거와 균형 잡힌 영양섭취를 할 것이며, 적당한 운동과 적당한 휴식을 취하고, 규칙적인 생활습관과 바른 골격을 유지하며 몸과 마음을 따뜻하게 하면 당뇨를 예방할 수가 있습니다.

그러나 개개인마다 체질이 서로 다르기 때문에 개인마다 예방법은 다를 수가 있습니다. 당뇨를 예방하기 위해서는 많은 당뇨상식을 갖고 있어야 가능하므로 여기서 그 많은 내용을 다 설명드릴 수가 없습니다.

당뇨관련 서적을 최소한 10권 이상은 읽어보시고 기초상식을 숙지하시면 어느 정도 예방법을 찾을 수가 있을 것입니다.

Q. 97 당뇨에 걸리면 어떤 증상들이 나타나는가?

한창 일해야 할 나이인 38세의 미혼 남자입니다. 내년쯤에는 결혼을 예약해 놓은 상태인데 당뇨가 의심되어 질문해 봅니다. 물을 많이 마시고 화장실을 자주 가며 항상 피로하기도 한데 이게 당뇨 증상이 맞는 걸까요?

회사일로 스트레스가 많고 업무량도 좀 많기는 하지만 당뇨라고는 생각도 하지 못했는데 당황스럽습니다. 당뇨 증상에는 어떤 것들이 있는지 자세히 알고 싶습니다.

A. 97

당뇨의 증상에는 여러 가지가 있는데 사람에 따라 증상이 심하게 나타나는 사람이 있는가 하면 증상이 전혀 나타나지 않는 사람도 많습니다.

당뇨가 있다고 해서 누구에게나 모두 증상이 나타나는 것은 아닙니다. 개인마다 체질이 서로 다르기 때문에 당뇨증상도 다르게 나타날 수 있습니다.

물을 많이 마시고 화장실을 자주 가며 피로감도 심하다면 대표적인 당뇨증상이 맞습니다. 그러나 당뇨증상이 있다고 모두 당뇨는 아닙니다. 의심스러우면 혈당검사를 한번 해 보는 것이 좋겠습니다. 당뇨는 오직 혈당수치로서만 판별하기 때문입니다.

당뇨의 대표적인 증상으로는 3다1소(三多一少)가 있습니다. 그 중에서 '3다' 란 다식(多食)·다음(多飮)·다뇨(多尿)를 말하는 것이며, '1소' 란 체중감소를 말하는 것입니다.

'다식'이란 포도당이 세포내로 흡수되지 못하고 소변으로 계속 빠져나가므로 몸에서는 연료로 쓸 포도당이 부족하니 포도당을 빨리 보충해 달라는 신호로 허기증을 나게 하여 음식을 많이 먹게 되는 증상이고, '다음'이란 '다식'으로 인한 많은 포도당 때문에 끈끈한 혈액을 묽게 해주기 위하여 물을 많이 마시게 되는 현상이며, '다뇨'란 '다음'으로 너무 많이 마신 물을 몸 밖으로 빨리 배출시키기 위해 소변을 자주 보게 되는 증세입니다.

'1소'란 이렇게 음식을 많이 먹어도 섭취한 포도당이 에너지로 이용되지 못하고 소변으로 배출되기 때문에, 이 부족한 포도당을 체내에 저장되어 있는 지방이나 단백질에서 빼서 쓰게 되므로 체내의 지방과 근육이 점점 줄어들어 체중이 감소되는 것입니다.

그 외 증상으로는 만성피로·권태감·망막증·백내장 등의 시력장애·말초신경증·손발 저림·저혈당증상·종기·습진·무좀 등의 피부증상·성욕감퇴·기억력감퇴·구취·치주염·잇몸출혈·치아 흔들림·월경이상·현기증·두통·불안·위산과다·복통·복부팽만·빈뇨·야뇨·배뇨곤란·설사·변비·신경통·자율신경장애 등도 당뇨증세로 나타나기도 합니다.

미심쩍으면 가까운 내과에 가셔서 혈당검사를 한번 받아보는 것이 좋을 것 같습니다. 치료는 약물요법과 자연요법(정심요법, 운동요법, 식이요법, 기혈요법)을 병행하다가 점차 호전되면 약물요법은 중단하고 자연요법으로만 해도 됩니다.

Q. 98 당뇨의 종류는 몇 가지가 있는가?

당뇨에도 종류가 여러 가지가 있다는데 어떤 것들이 있는 것일까요? 저는 임신성 당뇨고 남편은 2형 당뇨라고 하는데 우리 아기에게도 당뇨가 올 확률이 높을까요? 그리고 종류마다 관리방법이 어떻게 다른지도 알고 싶습니다.

A. 98

> 당뇨의 종류는 1형 당뇨 · 2형 당뇨 · 임신성 당뇨 크게 세 가지로 분류하고 있지만, 실제로 관리에 들어가면 같은 형의 당뇨일지라도 증상이나 그 대처 방법이 천차만별입니다.

그래서 저는 우스갯소리로 세계 인구가 70억 명이니까 당뇨의 종류도 70억 가지라고 얘기를 하기도 합니다. 이 말은 개개인의 환경과 체질이 서로 다르기 때문에 개인마다 원인과 증상 · 종류 · 관리방법 등이 사람마다 다를 수 있다는 얘기입니다.

1형 당뇨는 전체 당뇨인구의 약 5% 이하로 급성이며, 주로 어린 나이에 많이 발생한다고 하여 '소아형 당뇨'라고도 하지만 때로는 성인에게 가끔 발생하기도 합니다. 1형 당뇨는 선천성 또는 바이러스 침입이나 췌장의 손상으로 인해 랑게르한스섬 베타세포가 파괴되어 인슐린의 분비가 되지 않거나, 분비되더라도 그 양이 격감하여 인슐린으로 관리를 해야 하기 때문에 '인슐린 의존형'이라고도 합니다.

2형 당뇨는 전체 당뇨인구의 약 80% 이상으로써, 주로 성인층에서 많이 발생한다고 하여 '성인형 당뇨'라고도 하지만 더러는 어린이에게도 드물게 발생하며, 인슐린 분비는 그런대로 된다고 하여 '인슐린 비의존형'이라 부르기도 합니다. 2형 당뇨는 췌장에서 분비되는 인슐린이 부족하거나, 정상으로 분비되더라도 분비된 인슐린이 제 기능을 다하지 못하는 당뇨, 즉 세포막의 인슐린 수용체가 인슐린의 수용을 거부하여 생기는 '인슐린 저항성 당뇨'를 말하는 것입니다.

2형 당뇨 중에서 약 30% 정도가 '인슐린 부족형 당뇨'이고 약 70% 정도는 '인슐린 저항성 당뇨'라고 보면 됩니다. 2형 당뇨는 초기에는 자각증상이 별로 없다가 3~10년 후 병이 악화되고 나서야 증세가 나타나므로 가족력이 있는 사람이나 비만인 사람 등 당뇨가 의심될 만한 사람은 미리 조심을 해야 합니다.

그리고 더러는 1.5형 당뇨라고 말하는 사람들도 있는데 정식으로 등록된 공식명칭은 아니고 학자들이 임의로 붙인 편의상 용어입니다. 1형 당뇨와 2형 당뇨의 증상이 복합적으로 혼재되어 나타나는 당뇨를 두고 1.5형 당뇨라고 말하는데, 주로 성장기 때 영양이 부족하다가 성인이 되어 영양이 과잉 섭취될 때 많이 발생한다고 합니다.

우리나라가 50~60년 전에는 보릿고개라는 말이 있었을 정도로 찢어지게 가난하여 대부분의 국민들이 영양실조를 겪는 시절이 있었으나 지금은 경제성장으로 먹을 것이 넘쳐나는 풍요로운 식탁으로 영양과잉 시대를 맞고 있습니다. 이런 급격한 영양변화로 생겨난 당뇨를 1.5형이라고 말하는데 지금은 동남아시아 · 아프리카 등 후진국에서도 1.5형 당뇨가 많이 발생한다고 합니다.

임신성 당뇨는 임산부의 약 3% 정도가 발생하며, 임신 전이나 출산 후에 발생한 당뇨는 임신성 당뇨가 아니며, 임신의 시작과 동시에 또는 임신 중에 발생한 당뇨를 임신성 당뇨라고 합니다. 임신성 당뇨는 가임여성이 임신을 하게 되면 신체적 변화로 태반 호르몬이 분비되어 인슐린의 작용을 방해하기 때문에 혈당이 올라가는 것을 말합니다.

출산 후에는 태반에서 분비되던 호르몬이 중단되므로 대부분 정상으로 회복되지만, 5~10년 후에 30~40%가 당뇨로 이어지기 때문에 임신 중에는 혈당수치를 정상으로 유지해야 하며 조절에 실패할 경우 태아 사망이나 선천성 기형아의 출산율이 높으므로 각별히 주의해야 합니다.

비만·고혈압이 있거나 요당이 나오는 산모, 당뇨의 가족력이 있거나 거대아·기형아·사산아를 출산한 경험이 있는 산모는 임신 중에 주기적으로 혈당검사를 하여 조기발견을 하도록 해야 합니다.

임신 24~28주 사이에 공복혈당이 105mg/dl 이상일 때, 100g의 포도당을 마신 후 1시간혈당이 190mg/dl 이상, 2시간혈당이 165mg/dl 이상, 3시간혈당이 140mg/dl 이상 가운데, 2개 이상에 해당될 때를 임신성 당뇨라고 합니다.

아기에게 당뇨가 올 확률은 부모 모두 당뇨가 있으므로 60% 정도 되지만, 후천적으로 생활습관을 바르게만 잘 습관화하면 당뇨에 걸리지 않을 수도 있습니다. 자녀들의 생활습관에 대해 각별히 신경 쓰는 것이 좋겠습니다.

Q. 99 음주·흡연이 당뇨에 어떤 영향을 미치는가?

저는 당뇨와 고혈압으로 10년 가까이 투병하고 있는 48세 남자입니다. 회사에서 하는 일이 스트레스가 많아 담배는 하루에 2갑씩 피우고 있고 술도 거의 매일 마시다시피 하는데 이제는 중독이 되었는지 하루라도 안마시면 음주의 충동을 자제할 수가 없습니다.

그래서 그런지 병원약도 10년 가까이 먹고 있지만 혈당수치가 200 mg/dℓ 이하로 내려온 적이 한 번도 없고 피로는 점점 늘어나는 것 같고 체중도 자꾸 빠지고 있습니다.

담배와 술이 당뇨에 나쁘다는데 정확히 어떤 영향을 미치는 것일까요? 큰 맘 먹고 금연·금주를 해 보려고 하는데 쉽지가 않습니다. 저에게 금연·금주에 도움이 될 만한 정보를 주실 분이 계시면 답글 부탁드립니다.

A. 99
담배와 술은 당뇨의 적입니다.

술의 주성분인 알코올이 침투한 발암 물질을 녹여 점막이나 인체 조직에 쉽게 침투할 수 있게 해주고, 또 간이 알코올 분해를 위해 만드는 강한 독성물질인 아세트알데히드가 DNA의 복제를 방해하거나, 활성산소를 만들어 DNA를 파괴해 간경화·치매·뇌기능약화·당뇨악화 등으로 건강을 해치기 때문입니다. 담배의 주성분인 타르는 혈액을 끈끈하게 하여 혈액순환을 방해하고, 니코틴은 신경세포의 정보전달을 방해하여 폐암·심근경색·협심증·당뇨악화 등의 위험이 커지기도 합니다.

저는 술은 피치 못할 자리 외에는 거의 안마시니까 중독이 되지 않아 금주에 대해서는 경험도 없고 아는 상식도 별로 없습니다. 그러나 담배는 30년 가까이 하루에 1갑 정도 피워온 중독이 심한 골초였습니다.

금연을 하려고 네 번이나 시도했으나 매번 실패로 끝나 부끄러웠는데, 15년 전 독한 맘으로 다섯 번째로 도전하여 성공하여 지금은 담배 없는 맑은 환경에서 깨끗한 기분으로 당뇨관리를 하고 있습니다. 저의 경험을 소개하오니 참고가 되셨으면 합니다.

1) 금연시작 타이밍을 잘 선택해야 합니다.

① 사람마다 생체리듬에 따라 흡연욕구가 심한 날과 그렇지 않은 날이 있습니다. 어떤 날은 한 시간만 안 피워도 참기 어려운 날이 있는가하면 어떤 날은 몇 시간도 버틸 수 있는 날이 있습니다. 이런 날을 택하는 것이 가장 좋으며 특히 몸살이나 감기 등으로 컨디션이 나쁠 때가 좋습니다.

② 자기에게 닥친 최악의 사건(건강 · 가족 · 사업 등)과 결판승부(끝장승부)를 거는 것입니다. 다만 승부를 거는 대상이 진학 · 진급 · 자격시험 등 기간이 짧거나 한시적인 것은 그 일이 성공되고 나면 다시 피우게 될 수도 있으니 대상을 정할 때 평생 동안 연관이 있는 대상을 선택하는 것이 좋습니다.

③ 새해 첫날이나 생일 · 결혼 · 승진 등 본인에게 기억될 만한 날을 택하여 결심을 하는 것이 좋습니다. 부모님의 제삿날에 부모님께 금연을 맹세한다거나, 종교인일 경우는 사순절이나 석가탄신일 등 주요 종교의식 때 믿는 신과 금연을 약속하는 것도 좋은 방법입니다.

2) 금연을 결심했으면 그 순간부터 바로 실천해야 합니다.

흡연량을 줄여 가면서 금연을 계획, 시도한다든지 아니면 "오늘 한대만 피우고 내일부터 끊어야지"하는 식으로 금연을 하겠다면 성공하기 힘듭니다. 마약을 줄여 가면서 마약을 끊은 사람이 없듯이, 그런 방법으로라면 죽을 때까지 해도 금연에 성공할 수가 없을 것입니다. 결심하는 그 순간부터는 한 개비라도 피우면 실패합니다.

3) 어떤 일이든 한 가지 일에 몰두하는 것이 좋습니다.

한가로우면 먼저 담배부터 생각납니다. 금연초기에는 한가로움을 피하고 어떤 일이나 독서 · 컴퓨터 · 영화 · 그림 그리기 등 취미생활로 옆을 돌아볼 시간마저 없을 정도로 바쁘게 일에 몰두하는 것이 흡연욕구를 차단하는 효과가 있습니다.

외출을 하여 담배 피우는 사람을 만나면 또 흡연충동이 생기니까 두문불출하고 혼자서 일에 몰두하는 것이 좋은데, 그러려면 휴가철이나 연휴 등 2~5일 정도 작심하고 하는 것이 좋습니다. 커피 · 홍차 같은 자극성 기호품보다 흡연욕구 시에는 물을 자주 마시는 것이 도움이 됩니다.

4) 주위 사람들에게 금연계획을 공표 하는 것이 좋습니다.

배우자나 자녀 · 친구 또는 존경하는 사람에게 금연을 공표해 놓고 금연이 실패했을 경우 의지가 약하다는 창피함을 느껴 본인 스스로의 체면에

손상이 오도록 하는 것입니다.

5) 가장 중요한 것은 결단과 의지력 · 정신력입니다.

니코틴의 중독현상도 마약중독과 다를 바 없습니다. 아무리 좋은 물리적인 금연방법이 있다하여도 결단과 의지력이 없으면 금연성공은 어렵습니다. 금연을 결심하고 하루를 넘기지 못하는 사람이 많은 것은 니코틴 중독이 그만큼 무섭다는 것입니다.

6) 장난삼아 피운 한 개비가 금연실패의 주범입니다.

음주를 하거나 충격 · 흥분 · 불안 · 초조 · 스트레스 때 피운 한 개비가 금연실패의 주범입니다. 술을 마시고 담배를 피우면 그야말로 꿀맛이기 때문에 대부분 사람들은 술을 마시면 흡연욕구를 뿌리치기가 매우 어렵습니다.

금연실패의 80% 이상은 술자리에서 피운 한두 개비가 결정적인 원인이 되기도 합니다. 금연을 성공하기까지는 술을 마시지 않는 것이 가장 안전한 방법이지만 살다가 보면 누구나 한두 번은 피할 수 없는 자리가 생길 수 있기 마련입니다.

그럴 때에는 술을 마시기 전에 결심을 미리 다짐하고 술자리에 임할 것이며, 술을 마시면서 흡연충동이 생기면 마음을 진정시키고 결심을 반복적으로 상기하면 흡연욕구를 줄일 수 있습니다.

평상시에도 시간 있을 때마다 늘 결심을 속으로 생각하면 흡연충동이 생기지 않으며 어떤 때 갑자기 흡연충동이 생기더라도 같은 방법으로 계속하면 흡연욕구가 사라집니다.

7) 니코틴 대체요법을 활용하면 도움이 됩니다.

흡연은 니코틴에 의한 중독성이 강하기 때문에 금연을 하게 되면 금단증상이 있게 마련입니다. 금단증상은 금연 후 5일 동안이 가장 심하며 15~30일쯤 지나면 어느 정도 사라지지만 흡연충동욕구는 1년이 지난 뒤에도 가끔씩 일어납니다.

금연초기(15~30일간 정도)의 심한 금단증상을 줄이기 위해 외부에서 니코틴을 공급해 주면 금단증상을 다소 감소시킬 수 있습니다. 니코틴 대체요법으로 약국에서 판매하는 "니코틴 패치"를 사용하면 금단증세를 완화시킬 수가 있어 금연성공에 많은 도움이 됩니다. 결단과 의지력이 좀 부족하다고 생각하시는 사람들에게는 니코틴 패치가 큰 도움이 됩니다.

Q. 100 당뇨가 있으면 군에 입대할 수 없는가?

재검을 앞둔 21세의 청년입니다. 병무청에서 신체검사를 받았는데 신검에서 혈당수치 170mg/dl과 약간의 높은 혈압으로 7급 판정을 받고 9월에 재검을 보러 가게 되었습니다.

당시 신검현장에 계시던 의사분 말로는 아마 다음 재검에 4급 공익판정을 받게 될 거라고 말씀하시면서 진료 기록차트를 끊어 오라고 하셨는데 정확히 무엇을 끊어가야 할지에 대해서와 혹시 5급 판정을 받을 수 있는지에 대해서도 여쭈어봅니다.

당뇨가 의심된다며 재검판정을 받고 귀가하여 병원에서 당뇨종합검사를 하였더니 당화혈색소 7.6% · 공복혈당 152mg/dl · 식후 2시간혈당 224mg/dl로 당뇨가 틀림없답니다. 1개월째 당뇨 약을 먹고 있는데 9월에 재검사를 합니다.

저희 가족은 3명입니다. 집안에 돈 벌 사람은 저 혼자뿐입니다. 제가 입대를 하면 집안을 이끌어 갈 사람이 없습니다. 저희 집은 아버지가 고등학교 1학년 때 돌아가시고 동생은 중학생이며 어머니는 당뇨 · 고혈압 · 관절염이 심해 일을 못하십니다. 그래서 저희 집은 한 부모 가정 기초수급생활자입니다.

어머니는 점점 몸이 안 좋아지시고 집안은 힘들어지고 저는 돈은 벌어야하고 군대라는 걸림돌 때문에 집이 어려워지는 것이 슬프고 힘듭니다. 만약 약을 복용하고 치료하는 과정에서 당 수치가 많이 좋아지면 다시 현역을 가야 하는 건가요?

제가 군대를 가면 집안이 어떻게 될지 막막합니다. 당뇨가 있으면 군 면제를 받을 수가 있다는데 만약 제가 군 면제를 받아서 돈을 벌면 기초생활수급자 대상에서 제외되나요? 철없는 동생과 몸이 불편하신 어머니만 남겨두고 군대 갈 생각을 하니 마음이 아프네요. 군 면제와 기초생활수급자와의 관계가 어떻게 되는지 궁금합니다. 사회 초년생으로 정말 중요하고 민감한 문제입니다. 군대 신검 몇 급 정도 나올까요?

A. 100

2형 당뇨환자가 먹는 약만 복용하면 4급 판정이고, 인슐린을 맞고 있으면 5급으로 판정됩니다.

군 입대와 군 면제는 기초생활수급자와는 아무런 상관이 없습니다. 기초생활수급자의 선정기준은 가정의 종합적인 소득을 가지고 산정하는 것입니다. 즉, 기본 수입이 기준치보다 적으면 기초생활수급자가 되는 것이고, 그 기준을 초과하면 기초생활수급자가 될 수 없는 것입니다.

병역검사에서 2형 당뇨환자가 먹는 약만 복용하면 4급 판정이고, 인슐린을 맞고 있으면 5급으로 판정됩니다. 지금 사회에서 치료받고 있는 병원에서의 진료 기록차트를 끊어달라고 하여 그 진단서에 인슐린주사를 맞고 있는 것과 약을 먹고 있다는 확인서를 첨부하여 재검 시에 제출하면 증거 자료로 인정됩니다.

그런데 만약 그동안 약을 복용하고 치료하는 과정에서 혈당수치가 많이 좋아져 정상으로 회복된다면 다시 현역을 가야 하는 경우는 생길 수 있습니다.

자세한 병역판정기준과 처리결과는 다음과 같습니다.

급수	판정기준	처리결과
1~3급	큰 질병이 없는 사람	현역 복무
4급	2형당뇨가 있는 사람	보충역 (공익요원, 산업기능요원, 공중보건의사, 전문연구요원)
5급	1형당뇨가 있거나, 인슐린이 필요한 2형당뇨가 있는 사람	제2국민역 (현역, 보충역복무는 면제되고 민방위로 편입되며, 전시에는 근로자로 소집돼서 물자운반 등 잡역을 해야함)
6급	당뇨합병증이 심한 사람	병역면제
7급	당뇨가 의심되는 사람	재검사 대상

40주 완성 당뇨 정복 체험기
: 암흑에서 빛을 찾다

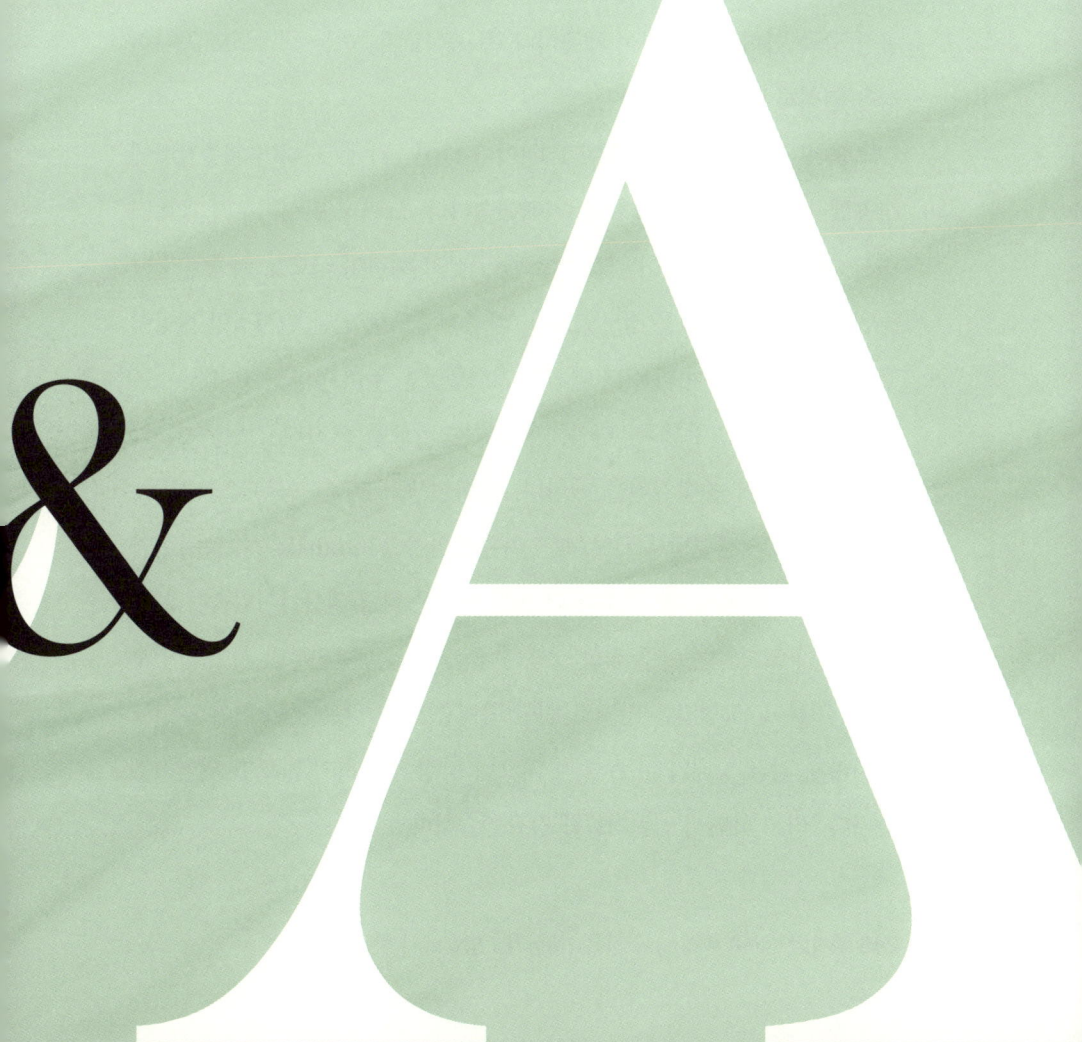

저자의 〈40주 완성 당뇨 정복〉 체험기

하늘을 보고 땅을 보고

저는 당뇨를 만나기 전에는 병원 한번 가지 않을 만큼 건강하게 살아 왔습니다. 그러던 중 1990년 3월, 사업 확장을 위해 2,000여 평의 땅을 새로 매입하여 공장을 증축하게 되었는데, 당시 저는 몸이 좀 비만해서 "옳다, 공장 증축 기회를 이용하여 체중이나 좀 줄여보자."라는 생각으로 공사현장을 열심히 뛰어다녔습니다.

그랬더니 3개월 만에 체중이 15kg이나 줄어들기에 "드디어 체중감량에 성공했나보다." 생각하고 아주 기뻐했습니다. 그런데 만성피로가 계속되면서 현기증이 나고 목이 마르며 소변이 잦고 체력이 극도로 쇠약해져 나중엔 일을 할 수가 없을 정도였으나 "체중감량으로 인한 일시적인 현상이겠지."라고 생각하며 더욱 더 열심히 공사현장을 누비고 다녔습니다.

공장완공 후 입주를 한 다음, 계속되는 피로를 도저히 견딜 수가 없어 병원을 찾아 종합검진을 했더니, 당화혈색소 17% · 공복혈당 350mg/dl · 식후 2시간혈당 500mg/dl · 이완기혈압 110mmHg · 수축기혈압 210mmHg이 나왔는데, 저보다 더 놀란 사람은 담당 의사님이었습니다.

"당뇨와 고혈압이 아주 심한 상탭니다. 당뇨는 수년전부터 진행되어 오래된 것 같고, 고혈압은 당뇨로 인한 합병증인 것 같은데, 고혈압도 당뇨 못지않게 지금 상태가 아주 좋지 않으니 당장 입원하지 않으면 위험하겠습니다."라고 하면서 입원치료를 강요했습니다.

충격을 받은 저는 하늘이 무너지는 듯 지금까지 쏟아왔던 회사에 대한 애정도 한순간에 허망해지면서 가족들의 얼굴이 하나둘 뿌연 시야에서 어른거렸습니다.

별별 생각으로 마음을 잡지 못하고 보름동안을 방황하며 고뇌의 나날을 보냈지만, 그런다고 해결되는 일이 아니라 생각되어 마음을 다져 먹고 다시 병원을 찾아 담당 의사님과 마주 앉았습니다.

의사님은 처음부터 인슐린을 투여하자고 했지만, 저는 그때 당뇨에 대해 아는 상식이 하나도 없어 인슐린주사를 맞으면 모든 것이 끝나는 마지막 단계인 줄로만 알고 한사코 인슐린 투여를 거부하였습니다.

저의 고집으로 혈당강하제와 혈압강하제만으로 1년 가까이 병원치료를 받았으나, 당뇨에 대한 상식부족과 사업 여건상 불가피한 과음 · 과식 · 과로 등 무절제하고 불규칙한 생활이 계속 이어지다보니 당화혈색소 12% · 공복혈당 200mg/dl · 식후 2시간혈당 300mg/dl · 이완기혈압 100mmHg · 수축기혈압 170mmHg 이하로 내려오지를 않았습니다.

지푸라기를 잡는 심정으로, 당뇨에 좋다는 것이라면 방방곡곡 찾아다니며 이루 셀 수조차 없는 300~500여 가지의 값비싼 건강식품과 유명 한약 · 양약을 먹어 보았지만 일시적인 효과만 있을 뿐 근본적인 해결을 하지는 못했습니다.

3년이 지나자 찾아오기 시작한 고지혈증 · 지방간 · 망막증 · 우울증 · 족부괴저초기 등 합병증은 날이 갈수록 심해지기만 할 뿐 나아질 기미를 보이질 않았고, 말초신경병증으로 양쪽 종아리는 쑤시고 저려서 밤마다 잠을 이루기가 힘들었습니다.

어디 한군데 멀쩡한 곳이 없었으니 가히 걸어 다니는 종합병원이었습니다. 이래서는 안 되겠다는 생각으로 그 후 당뇨에 대한 공부를 하기로 맘먹고 서점과 도서관을 뻔질나게 드나들었으며, 아는 당뇨선배들을 찾아다니며 조언을 구했지만, 서양의학에서도 한의학에서도 당뇨를 고치는 약이나 치료방법은 어디에도 없었습니다.

다만 "당뇨는 평생 못 고치는 불치병으로써, 언젠가는 결국 합병증으로 죽을 수밖에 없는 천하의 몹쓸 병"이라는 참담한 말뿐이었습니다. 말 그대로 희망이 절망이었습니다.

"그래, 그렇다면 더 악화되기 전에 어디 한번 부딪쳐나 보고 죽자." 마음을 단단히 먹고 민간의학·대체의학·자연의학에 관한 서적을 40여권 챙겨서 강원도 인제군 백담사 계곡 산속으로 혼자 들어가 야영에 가까운 생활을 시작하였습니다.

그때 마침 모 자연건강단체에서 1주일 코스의 힐링캠프가 열리고 있어서 거기에도 참여를 하게 되었는데 그 수강으로 많은 것을 배웠습니다. 챙겨간 책들을 꼼꼼히 읽으면서 책에 있는 내용을 자연에서 실제로 응용도 해보면서 유유자적 지내다보니 4개월이라는 세월이 훌쩍 지나갔습니다.

그랬더니 기적이 일어났습니다. 당뇨도 고혈압도 거의 증상이 없어졌고 몸의 컨디션은 최상, 수치도 거의 정상범위로 돌아와 있었습니다.

그길로 기쁜 마음으로 하산하여 집으로 돌아와, 4개월간 산에서 체험한 여러 가지를 응용한 자연요법(정심요법·식이요법·운동요법·기혈요법)을 생활에 실천하였더니, 그 후 2~3년간은 생활에 불편이 없을 정도로 혈당과 혈압이 잘 조절되었으나, 제조업체의 생리상 바쁘게 살아가야 하는 저에게 자연요법이 결코 쉬운 일은 아니었습니다.

바쁘다는 핑계로 자연요법을 게을리 하게 되면 다시 혈당과 혈압이 올라갔으며, 수치가 올라가면 자연요법을 다시 시작했다가 수치가 내려오면 또 게을리 하고……, 이렇게 하기를 수없이 반복하면서 지내던 중 1998년 12월, 청천벽력과도 같은 충격적인 사건이 터지고부터 수치는 걷잡을 수 없이 치솟기만 했습니다.

18년간 심혈을 기울여 자식처럼 키워온 회사가 IMF의 여파로 부도를 맞게 되었습니다. 은행부도 후 자금악화로 인한 경영상의 어려움과 스트레스, 잦은 출장과 외식 등 자연요법을 제대로 지킬 수 없는 날이 많아지자 식전혈당이 다시 200~300mg/dl을 오르내리고 식후 혈당은 300~400mg/dl을 육박했습니다.

혈압도 다시 이완기 100mmHg · 수축기 160mmHg을 오르내렸습니다. 그런데도 부도수습 관계로 자연요법을 제대로 지킬 수가 없었고 혈당강하제와 혈압강하제에만 의존하며 별다른 대처 없이 무리한 강행군으로 부도수습을 하다 보니 증세는 날로 악화되어, 결국 5개월 후엔 뇌졸중으로 쓰러져 입원을 하게 되었습니다.

의식을 잃고 식물인간 상태로 입원하여 보름 후에 깨어나게 되었는데, 깨어나기 힘들 것으로 예상했던 담당 의사님이었기에 너무나 놀라 기뻐하시며 흔치 않은 기적이라고 하였습니다. 의식이 돌아온 후에도 3개월 이상 입원치료를 받았으며, 퇴원 후에도 1년 이상 통원치료를 받았으나 뇌졸중의 후유증은 쉽게 회복되지 않았습니다.

암흑에서 빛을 찾다

이렇게 고통의 세월을 지내던 중 지인으로부터 '자연요법 보조제'를 소개받고 자연요법의 일환으로 활용하게 되었습니다.

그러나 3개월이 지나도 별다른 차도가 없기에 포기할까도 생각했으나 소개한 지인의 끈질긴 권유로 그대로 실천하게 되었는데, 4개월을 지나면서 서서히 만성피로가 줄어들고 시력이 회복되며 모든 증상이 조금씩 줄어들기 시작하는 것을 느꼈습니다.

여기서 "무언가 가능성이 있지 않을까!" 생각하고 '자연요법 보조제'를 첨가한 나만의 맞춤 자연요법 [40주 완성 힐링프로그램]을 개발하여 이것을 본격적으로 실천하게 되었습니다.

이로 말미암아 차츰 발가락 색깔도 원래대로 돌아오고 6개월 후에는 수치가 잡히기 시작하여 8개월 후에는 병원약을 완전히 끊고 당화혈색소 5.6% · 공복혈당 100mg/dl 전후 · 식후 2시간혈당 140mg/dl 전후 · 이완기혈압 80mmHg 전후 · 수축기혈압 120mmHg 전후까지 내려왔습니다.

1년 후부터는 수치의 기복이 거의 없는 안정적인 수치가 지속적으로 유지되면서 그 동안의 합병증도 서서히 좋아졌습니다.

이런 결과를 지켜본 담당 의사님도 "모범적으로 관리하신 덕분에 이정도 수치면 혈당과 혈압이 잡힌 것 같습니다. 약은 먹지 않아도 되겠습니다만 관리는 앞으로도 계속하셔야 되는 것은 알고 계시지요?" 하며 기분 좋아 하였습니다.

이 감격은 겪어보지 않은 사람은 모릅니다. 너무나 기쁜 마음에 자연요법을 더욱 철저히 지키게 되었으며, 그 후로 병원치료는 한 번도 받아본 적이 없고 오직 자연요법만 하고 있는데도 지금까지 17년 이상 정상수치를 유지하고 있으며 한 번도 재발한 적이 없습니다.

제가 체험한 이 기쁨을 혼자만 알고 있을 것이 아니라 당뇨와 싸우고 있는 많은 사람들과 함께 자연요법의 이 놀라운 사실을 공유하고자 [당뇨클럽(www.hidang.com)]이라는 동호회를 만들게 되었으며, [40주 완성 당뇨 정복(하남출판사 발행)]이라는 책도 출간하게 되었습니다.

이제 앞으로 남은 인생은 하루를 살더라도 생활에 구애받지 않고 사람답게 살아갈 수 있다는 것을 생각하니 그저 꿈만 같습니다.

저자의 3단계 맞춤요법
(40주 완성 힐링프로그램)

단계별	혈당수치(mg/dℓ)		혈압수치(mmHg)	
	공복	식후 2시간	이완기	수축기
1단계	180 이상	300 이상	110 이상	180 이상
	150~180	250~300	100~110	160~180
	130~150	200~250	95~100	140~160
2단계	120~130	170~200	90~95	130~140
	110~120	140~170	90~95	130~140
	110 이하	140 이하	90~95	130~140
3단계	110 이하	140 이하	80~90	120~130
	100 미만	140 미만	80 미만	120 미만

위의 표는 저의 3단계 맞춤요법(40주 완성 힐링프로그램)을 요약한 것인데, 이것은 저에게 맞는 방법이므로 다른 사람들에게는 같은 효과가 나타나지 않을 수 있습니다. 누구에게나 같은 방법으로 같은 효과가 나타나는 것은 아닙니다.

사람마다 체질 · 연령 · 성격 · 직업 · 질병경력 · 합병증 유무 · 생활환경 · 생활습관 · 성장과정 · 투병의지 등 그 외 많은 것들이 서로 다르기 때문에 개개인에 따라 효과도 각각 다르게 나타날 수 있으므로 이렇게도 해보고 저렇게도 해봐서 자기에게 맞는 '맞춤요법'은 본인이 스스로 찾아야 합니다.

병원약	식이요법 보조제	자연요법
전량복용	1일3회 섭취	반드시 실천
$\frac{1}{2}$ 복용	1일3회 섭취	반드시 실천
$\frac{1}{4}$ 복용	1일3회 섭취	반드시 실천
미복용	1일2회 섭취	반드시 실천
미복용	1일2회 섭취	반드시 실천
미복용	1일2회 섭취	반드시 실천
미복용	1일1회 섭취	반드시 실천
미복용	미섭취	반드시 실천

※ 표에서 말하는 [병원약]이란 혈당강하제와 혈압강하제를 말한 것이며, 제가 복용했던 약이 다른 사람들에게는 아무런 의미가 없기에 여기서는 약명과 복용법을 생략했습니다.

차츰 수치가 내려오면 처방약을 $\frac{1}{2}$~$\frac{1}{4}$로 줄이다가 당화혈색소 7%이하 · 공복혈당 130mg/dℓ 이하 · 식후 2시간혈당 200mg/dℓ 이하 · 이완기혈압 95mmHg 이하 · 수축기혈압 140mmHg 이하로 내려오면 병원약은 완전히 끊었습니다.

〈40주 완성 힐링프로그램〉으로 수치가 정상으로 회복된 뒤로는 혈당검사는 거의 하지 않고 당화혈색소 검사만 하고 있는데, 그것도 1년에 1~2회 정도 필요할 때만 합니다.

※ 표에서 말하는 [식이요법 보조제]란 식이요법의 효과를 상승시켜 당뇨개선에 도움을 주는 미량영양소 미네랄보충제를 말한 것입니다.

처음에는 1일3회 섭취를 하였으나 차츰 수치가 내려오면 그에 따라 섭취량을 줄였으며, 공복혈당 100mg/dℓ 이하 · 식후 2시간혈당 140mg/dℓ 이하 · 이완기혈압 80mmHg 이하 · 수축기혈압 120mmHg 이하로 안정된 후, 2년 뒤에는 식이요법 보조제섭취를 중단하였습니다.

그 외 안데스소금 · 구연산 · 하이드로워터 · 황토침대 · 발목펌프기 · 봉침 · 족욕기 등은 [자연요법 보조제]로 지금도 계속 활용하고 있습니다.

※ 표에서 말하는 [자연요법]이란 정심요법 · 식이요법 · 운동요법 · 기혈요법을 통틀어 말한 것입니다. 자연요법은 건강이 회복된 후에도 지금까지 실천하고 있으며 앞으로도 계속 이어갈 것입니다.

※ 당뇨가 있으면 치주염 등 잇몸질환으로 입 냄새가 나고 이가 빠지는 경우가 많습니다.

그래서 저는 양치를 할 때 치약을 사용하지 않고 안데스소금을 사용하여 아침 · 저녁 1일 2회, 1회에 5분 이상 양치를 합니다. 치약에는 연마석이 들어있어 오래 양치를 하면 치아표면을 깎아낼 염려가 있지만, 안데스소금은 치아를 깎아내지 않고 입 냄새도 예방하기 때문에 5분 이상 양치를 해도 무방합니다.

특히 전동칫솔을 사용하면 전동칫솔의 강한 진동으로 잇몸에 마사지 효과가 있어 잇몸질환 예방에도 좋습니다.

※ 특별한 일이 없는 한 아침 기상은 06시, 취침은 밤 10시를 넘기지 않으려고 하며 식사 시간과 식사량도 일정하게, 그 외 모든 일상도 규칙적으로 합니다.

※ 당뇨에 오래 시달리다보면 괜히 신경이 날카로워지고 짜증도 많아지며 특히 혈당을 체크했을 때 수치가 오르락내리락할 때마다 스트레스를 받아 수치에 매달려 사는 꼴이 되고 맙니다.

수치에 끌려 다니기보다는 마음이나 편하게 살자고, 병원약도 끊고 혈당 체크도 안 하고 오직 자연요법에만 전념했는데도 당뇨는 저만치 사라지고 생활에 활기를 찾게 되었습니다.

저자의 정심요법 실천요약

나의 기도

천지만물과 생명을 창조하신 님이시여
이 아름답고 좋은 세상 주심을 무한 감사합니다.
뿌린 대로 거두리라 하셨는데
저는 지금까지 많은 죄를 지었습니다.
반성하고 회개하며 남은 생을 다짐하오니
지켜질 수 있도록 지혜를 주소서.

창조주님과 부모님께
창조주님은 우주만물의 근원이시니
마음의 초점은 늘 창조주님을 향하게 하시고
부모님은 저의 근원이시니
효성을 바치는 데 정성을 다하게 하소서.

모든 사람들에게
소외되고 그늘진 곳이나
힘없고 약한 사람들도
모두 저의 형제자매임이 분명하오니
늘 그들과 함께 고통을 나누고

기쁨을 즐길 수 있는

따뜻한 마음을 갖게 하소서.

자식에게

"남을 위해 사는 것이

진정한 나를 위해 사는 길" 임을

말보다 행동으로 보여주게 하시고

질책보다는 칭찬으로

앞에서 급하게 이끌기 보다는

뒤에서 지켜보는 여유를 갖게 하소서.

아내에게

인생의 반려자로서 희로애락의 동반자로서

너무 유난스럽지도 않게 너무 무관심하지도 않게

아내의 단점은 보이지 않게 감추어 주시고

항상 좋은 점만 보이게 해 주시어

처음 만났을 때의 신뢰와 사랑을

영원히 변치 않게 하소서.

자신에게

어둡고 부정적인 것은 떠올리지 말게 하시고

언제나 밝고 긍정적인 생각으로

너무 따지지 말고 인내하고 양보하면서

어려운 환경에서도 즐겁게 사는 지혜를 알게 하소서.

일에 임하면서

작은 일은 꼼꼼하게 큰일은 대범하게

한번 시작한 일은 좋은 결실을 맺을 수 있도록

최선의 열정을 쏟게 하소서.

님 앞에서 저는

먹을 자격이 없는 자는 먹지도 말랬는데
오랜 세월 헛 세상 살았으니
님 앞에서 저는 뻔뻔한 밥도둑이옵니다.

마음은 욕심으로 가득하고 머리는 텅 비었는데
교만으로 아는 체하였으니
님 앞에서 저는 분수를 모르는 어릿광대이옵니다.

어려운 이웃 옆에 두고 모른 척하였는데
제 어려울 땐 은혜만 받았으니
님 앞에서 저는 염치없는 빚쟁이이옵니다.

제 허물은 태산 같은데
남의 티끌만 보고 그 탓만 하였으니
님 앞에서 저는 어리석은 소경이옵니다.

시공(時空)을 주관하시는 님이시여
님께로 다가서기에는 어림없는 죄인이지만
무지한 소경의 눈을 밝혀 주시어

천지우주, 밝은 세상 바로 보게 하소서.
아름다운 인간세상 바로 살게 하소서.

- 〈나의 기도〉와 〈님 앞에서 저는〉을 수시로 묵상하고 반성하면서 실천을 다짐합니다. 〈나의 기도〉와 〈님 앞에서 저는〉의 글은 제 자신의 생각과 다짐을 적은 기도문인데, 몇 십 년을 다짐하면서도 한없는 부족으로 오늘도 노력하고 또 노력합니다.

- 산과 들·강·바다·하늘·별 등 대자연 속에 자주 심취해 봅니다. 때로는 풀·꽃·새 등 작은 개체 속에서 그들과 어우러져 하나가 되어보기도 합니다. 사람을 사람답게 만들어 주는 가장 훌륭한 선생은 자연이라고 생각하기 때문입니다.

- 일상생활에서의 모든 생각과 말과 행동을 하기에 앞서 " '아상(我相)의 나'가 하는 것이 아니라, 내 안에 있는 '참나(眞我)'가 하는 것이다."를 먼저 생각하고 그렇게 실천하려고 노력합니다.

- 긍정적·낙천적·나눔의 삶으로 욕심을 버리고 한 템포 느리게 살려고 합니다.

- 가장 즐겁고 행복했을 때와 가장 괴롭고 어려웠을 때를 수시로 생각해 봅니다.

- 주위에서 일어나는 불행한 일들에 대해 당사자의 입장이 되어 봅니다.

- "나는 나인 것이 참 행복하다."를 늘 묵상하고 감사합니다.

- 죽음에 대해서도 수시로 묵상합니다.

- 자연요법을 실제로 해보면 말처럼 그렇게 쉽지가 않습니다. 하고 싶은 것을 억지로 참아야 할 때가 있는가 하면 하기 싫은 것도 강제로 해야 할 때가 있고, 본능을 적절히 자제할 줄도 알아야 하는데 이것은 참기 어려운 고행과도 같은 일입니다. 이런 것들을 능동적으로 부담 없이 하려면 선각자와 같은 수양이 있어야겠지만 하루 이틀에 되는 일이 아니니 문제입니다.

- 그래서 저는 하려고 마음먹은 것들을 반복적으로 다짐하여 실천이 자연스럽게 될 때까지 저 자신을 세뇌시키는 방법을 씁니다. 즉, "나는 되도록 소식(小食)을 하려고 한다." "규칙적으로 생활하려고 한다." "건강에 좋은 것은 즐겨하고 건강에 해로운 것은 피하려고 한다." 등 이런 것들이 자발적으로 생활화될 때까지 암시를 주어 제 자신을 긍정적으로 세뇌시키면 자연요법에 한결 도움이 됩니다.

"보람으로 하는 일은 날마다 천국이요, 의무로 하는 일은 할수록 지옥이다."
— 레오나르도 다빈치

저자의 식이요법 실천요약

― 이것은 저에게 맞는 방법이므로 다른 사람들에게는 같은 효과가 나타나지 않을 수 있습니다. 누구에게나 같은 방법으로 같은 효과가 나타나는 것은 아닙니다. 사람마다 체질 · 질병경력 · 합병증 유무 등 그 외 많은 것들이 서로 다르기 때문에 개개인에 따라 효과도 각각 다르게 나타날 수 있으므로 이렇게도 해보고 저렇게도 해봐서 자기에게 맞는 '맞춤요법'은 본인이 스스로 찾아야 합니다. 저의 실천요약을 그대로 따라하시지 말고 참고하거나 응용만하시기 바랍니다.

― 식이요법을 제대로 하기 전에는 수치변동이 심했으나 해독요법 · 균형요법 · 청혈요법 · 소식요법 · 생식요법을 제대로 하고부터는 당화혈색소 5.6~6.0% · 공복혈당 90~110mg/dl · 식후 2시간혈당 130~150mg/dl으로 변동 폭이 현저히 좁혀진 안정적인 수치가 유지되고 있습니다.

― 특히 혈당수치가 300~400mg/dl으로 높을 때는 합병증이 심하고 생활에 불편도 많았었는데, 식이요법 보조제를 섭취하고부터는, 혈당수치 100~140mg/dl으로, 혈압수치 80~120mmHg으로 모두 정상으로 돌아왔습니다. 그 후 2년 뒤에는 식이요법 보조제 섭취를 중단하고 자연요법만 하고 있는데도 18년이 지난 지금까지도 정상수치를 유지하고 있습니다.

― 독소제거를 위해 1년에 3~4회에 걸쳐 안데스소금으로 장 청소를 합니다. 모든 음식조리에 쓰는 소금은 안데스소금으로 바꾸었으며 일반소금은 일체 쓰지 않습니다.

- 하이드로워터 200㏄에 구연산 2~3g을 희석하여 아침저녁 2번 마시므로 하루 총 4~6g의 구연산을 섭취합니다. 구연산은 해독에도 좋지만 체액을 알칼리로 바꾸어주기 때문에 피로회복에도 좋습니다.

- 하이드로워터는 하루 2ℓ 이상 마십니다. 외출 시에는 항상 물병을 휴대하고 다니며 밥이나 반찬 등 모든 음식의 조리에는 하이드로워터를 사용합니다.

■ **1일1식 식단표**

구분	종류	1일1회 섭취량
초다짐	생식환(매일섭취)	큰 숟갈 1개(5g정도)
	볶은 들깨(매일섭취)	큰 숟갈 1개(5g정도)
	잣(매일섭취)	큰 숟갈 1개(5g정도)
	호박씨(매일섭취)	큰 숟갈 1개(5g정도)
	해바라기씨(매일섭취)	큰 숟갈 1개(5g정도)
	호두(매일섭취)	큰 숟갈 1개(5g정도)
	과일 (여러 가지를 번갈아 섭취)	100g (사과일 경우 반 개, 귤일 경우 1개, 포도일 경우 5개 정도)

구분	종류	1일1회 섭취량
정식식사	생채소 (여러 가지를 번갈아 섭취)	생채소 200g은 반드시 섭취함
	생양파(매일섭취)	테니스공 크기 반 개(80g 정도)
	생마늘(매일섭취)	중간 크기 깐 것 3개(15g 정도)
	생굴 (10월 하순~3월 초순까지 섭취)	중간 크기 3개(15g 정도)
	반찬 (김치 · 된장 · 구이 · 볶음 · 찌개 · 무침 · 찜 등으로 번갈아 섭취)	160g 정도 (그날 식탁에 올라온 3~4가지 반찬의 전체 무게임)
	잡곡밥(9가지 잡곡을 혼합)	⅔공기(200g 정도)

– 초다짐(정식으로 식사를 하기 전에 시장기를 면하기 위해 조금 먹는 음식)의 전체섭취량은 130g 정도, 정식식사(正式食事)의 전체섭취량은 670g정도로 하루 전체 총 섭취량은 800g 정도 됩니다.

- 초다짐(생식환·견과류·과일)은 정식식사하기 30분 전에 먹습니다. 이것은 섭취한 음식이 미리 소화흡수 되도록 하기 위함이기도 하지만, 약간의 허기를 미리 해결하여 정식식사 때 과식을 막을 수 있습니다.

- 생식환은 물로 삼키고 들깨와 견과류는 씹어서 삼키는데, 완전히 죽과 같이 하지 않으면 껍질이 깨어지지 않아 소화가 되지 않은 상태로 몸 밖으로 배출되므로 한 숟갈 입에 넣고 100~150번 정도 씹어야합니다.

- 잡곡밥을 지을 때는 청차조(20%) : 현미(10%) : 테프(10%) : 흑미(10%) : 노란콩(10%) : 검은콩(10%) : 붉은콩 또는 팥(10%) : 율무(10%) : 찰수수(10%)의 비율로 혼합합니다. 청차조를 구하기 어려울 때는 찰기장이나 황색차좁쌀로 대체합니다.

- 생양파와 생마늘은 거의 매일 먹는 편이지만, 그 외 생채소와 반찬을 한 가지만 오래 먹으면 영양불균형이 생길 수 있으므로 이것저것 번갈아 먹습니다. 반찬은 3~4가지 이내로 간단하게 차립니다.

- 식사를 할 때는 생채소와 반찬으로 먼저 배를 채운 뒤 밥은 나중에 먹는 것이 탄수화물 과잉섭취를 줄일 수 있습니다.
  또한 음식은 최소한 30분 이상 천천히 먹어야 급격한 혈당상승을 막을 수 있는데, 음식을 80~100번 정도로 오래 씹기를 하면 당연히 식사시간이 길어집니다.

– 1일1식으로 오후 5시에 하루 한 끼만 식사를 하며, 간식은 하지 않습니다. 20여 년 전 당뇨초기 병원 약을 복용할 때 저혈당이 와서 어쩔 수 없이 잠깐 간식을 먹었던 적은 있지만, 혈당수치가 잡힌 이후로는 지금까지 하이드로워터를 마시거나 차를 마시는 것 외에는 일체의 간식을 하지 않습니다.

– 씨눈달린 곡식류 · 채소류 · 버섯류 · 해조류 · 생선어패류 · 과일류 · 견과류 등 제철에 나는 식품들을 바꾸어가면서 골고루 섭취하려고 최대한 노력합니다.
자연식품을 날것으로 먹으면 기생충의 감염이 우려되므로 3개월에 한번은 구충제를 복용합니다. 회충은 조혈(造血)작용을 방해합니다.

– 들깨는 40%가 기름이며 그 중 63%가 오메가3 지방산으로서 식품 중에서 오메가3 지방산이 가장 많이 들어있는 식품입니다.
볶은 들깨를 보관할 때는 빻지 않고 그대로 두어야 껍질이 싸고 있어 오래두어도 산화를 막을 수가 있는데, 편하게 먹기 위해 미리 빻아두면 금방 산화되어 오래두고 먹을 수가 없습니다.
음식점에서 나오는 들깨가루는 대부분 미리 빻아두었기에 영양소가 많이 산화되었습니다.

※ 생식환 만드는 법
김1kg · 파래0.5kg · 다시마0.5kg · 톳0.5kg · 함초0.5kg · 쥐눈이콩청국장1kg · 돼지감자0.5kg · 여주0.5kg · 목이버섯0.25kg · 맥주효모

0.25kg · 구연산0.15kg을 분말 상태로 혼합하여 환으로 만들어 두면 1년 이상 먹을 수 있습니다.(분말과 환 작업은 제분소에 의뢰합니다.)

음식으로 고칠 수 없는 병은 약으로도, 의사도 고칠 수가 없다.

– 히포크라테스

저자의 운동요법 실천요약

유산소운동에도 여러 가지가 있지만, 저에게는 등산이 가장 맞는 것 같아 매일 1.5시간 정도 아래와 같은 방법으로 등산을 하고 있습니다.

등산은 천기(天氣)와 지기(地氣)를 받으며 맑은 공기와 숲에서 뿜어내는 음이온과 '피톤치드'를 마실 수 있고, 자연과 벗하여 명상을 즐길 수 있는 장점이 있어 다른 운동보다 좋아합니다.

모든 수목이 뿜어내고 있는 피톤치드(Phytoncide)라는 살균성 물질은 숲 속의 향긋한 냄새를 만들어 내기도 하지만, 말초신경과 말초혈관을 자극하여 신체전반의 기능을 활성화시키고 심장과 기관지·폐의 기능을 강화시키며 피부를 소독하는 작용도 있다고 합니다.

피톤치드 효과는 산의 정상이나 밑자락보다 산중턱이 좋고, 활엽수(참나무·오리나무 등 잎이 넓은 나무)보다는 침엽수(소나무·잣나무 등 잎이 가는 나무)가 좋으며, 숲 한가운데서 결가부좌로 정좌하여 복식호흡을 하면 그 효과가 훨씬 큽니다.

계절적으로는 늦은 봄부터 초가을까지 일조량이 많고 잎이 왕성하여 나무의 생기가 넘칠 때가 좋고, 시간적으로는 온도가 높은 시간대가 효과적이며, 이런 효과로 인하여 당뇨가 있는 사람들에게는 어떤 운동보다도 등산이 가장 좋은 운동이라고 생각합니다.

■ 준비코스

산에 오르기 전, 국민체조로 몸을 풉니다. 산을 오르기 시작하여 10분까지는 평지 길·오르막길·내리막길의 구분 없이 보통걸음으로 걸으며, 양팔은 전후·좌우·상하로 힘차게 흔들면서 걷습니다.

■ 단련코스

　10분 이후부터는 양팔은 정상적으로 흔들면서 험한 오르막길과 내리막길은 보통걸음으로, 보통 오르막길과 내리막길은 빠른 걸음으로, 평지 길과 험하지 않은 내리막길은 달리기로, 서서히 운동의 강도를 높여갑니다.

　40분 정도 오른 후 소나무 숲이 밀집된 지점에서 10~20분간 휴식을 취합니다. 이때는 복식호흡으로 나무·바위·바람소리와 하나 되어 자연의 기운과 합일(合一)하며 음이온과 피톤치드를 체험합니다.

■ 마무리코스

　하산 길의 초반은 빠른 걸음으로, 후반은 땀도 식힐 겸 산책과 운동을 겸한 코스로 풀잎과 얘기하고 산새들과 노래하며 자연과 어우러져 기쁜 마음으로 천천히 내려옵니다.

　– 이렇게 해서 출발부터 하산까지 소요되는 시간은 약 1시간 30분(2시간을 초과하지 않음)정도 걸리고, 산행거리는 약 3km정도가 되며, 보행숫자는 약 10,000보정도 됩니다.

　– 등산을 할 때 처음부터 끝까지 산책을 하는 것처럼 천천히 걷는다면 자연과 어우러짐으로서 얻어지는 마음의 평화(정심요법의 효과)는 있을지 몰라도 근육단련(운동요법의 효과)은 기대하기 어렵습니다.

　빠른 걸음도 근육단련과 관절운동의 효과는 있을지 몰라도 오장육부와 근육의 흔들림이 달리기 보다는 훨씬 미미합니다. 그래서 등산길의 상태에 따라 보통걸음·빠른걸음·달리기를 적절히 섞어서 산행을 해야 정심요법 · 운동요법의 효과를 함께 누릴 수 있습니다.

- 이렇게 자연과 명상을 즐기려면 동행자가 있을 때 오히려 방해가 되므로 저는 늘 혼자서 등산을 합니다. 혼자 걸을 때만 내 영혼의 소리를 들을 수 있고, 진정한 나와의 만남이 이루어질 수 있기 때문입니다. 오늘도 어머니 내음을 닮은 찔레꽃과 노래하고, 고향의 속살 같은 참쑥과 얘기하며 행복한 산길을 혼자서 내려옵니다.

- 복식호흡이란 글자 그대로 배로 호흡하는 것을 말하며, 단전까지 숨을 모은다고 하여 단전호흡이라고도 합니다. 숨을 들이쉴 때는 "우주의 생기(生氣)로 내 몸을 정화한다."라고 생각하며 아랫배를 불룩하게 단전까지 천천히 마셨다가, 숨을 내쉴 때에는 "내 몸의 악기(惡氣)를 몸 밖으로 뿜어낸다."라고 생각하며 아랫배를 최대한 등 뒤쪽으로 붙이면서 천천히 숨을 뱉습니다.

- 낮에는 등산을 하고, 아침기상과 저녁취침 시에는 발목펌프운동 · 붕어운동 · 모관운동 · 누워서 골반 움직이기 · 누워서 자전거 타기 등을 15분 정도 하는데, 낮에 시간이 없어 등산을 할 수 없는 날은 저녁 식후에 집 주위 하천에서 빠른 걷기를 1시간 정도 합니다.

흐르는 물은 썩지 않는다. 고이지 않게 지속적인 운동을……..

저자의 기혈요법 실천요약

- 어싱매트를 깐 황토평상침대에서 잠을 자고 아침에 눈을 뜨자마자 침대에서 앉은 자세로 얼굴머리 두드리기 · 손톱누르기 · 얼굴손발 비비기 등 말초경혈 자극을 10분 정도 합니다. 손톱누르기는 차를 타고 다닐 때나 사무실 등에서 시간 날 때마다 수시로 합니다.

- 침구는 온수순환 방식의 황토평상침대를 쓰고 있고, 베개는 주로 경침을 사용하고 있으나 머리가 무거울 때는 봉침을 1시간 정도 베개로 사용하기도 합니다. 또 아침저녁 30분가량 봉침으로 척추 바로잡기를 합니다. 황토침대로 바꾸고부터는 숙면을 취할 수가 있으니, 원적외선의 온열작용으로 인한 안락한 잠자리 덕분이 아닌가 싶습니다.

- 손발이 저리거나 몸이 무거울 때는 ND자석으로 팔찌나 발찌 · 목걸이를 만들어서 착용하면 증상이 사라집니다. 항시 착용하는 것은 아니고, 며칠 또는 몇 시간씩 그때그때 필요할 때만 착용(주로 잠잘 때 사용)합니다. 또 신체부위에 특별한 이상이 있을 때는 그 아픈 해당 경혈에 지름3Ø×두께 1mm의 ND자석을 붙였다가 3~4일 후 증상이 없어지면 떼기도 합니다.

- 냉온욕은 수시로 하고 있으며, 몸이 무거울 때는 취침 전에 30분 정도 족욕(足浴)을 하기도 합니다.

온기(溫氣)가 내 몸을 살리고 냉기(冷氣)가 내 몸을 죽인다.

당뇨클럽
www.hidang.com

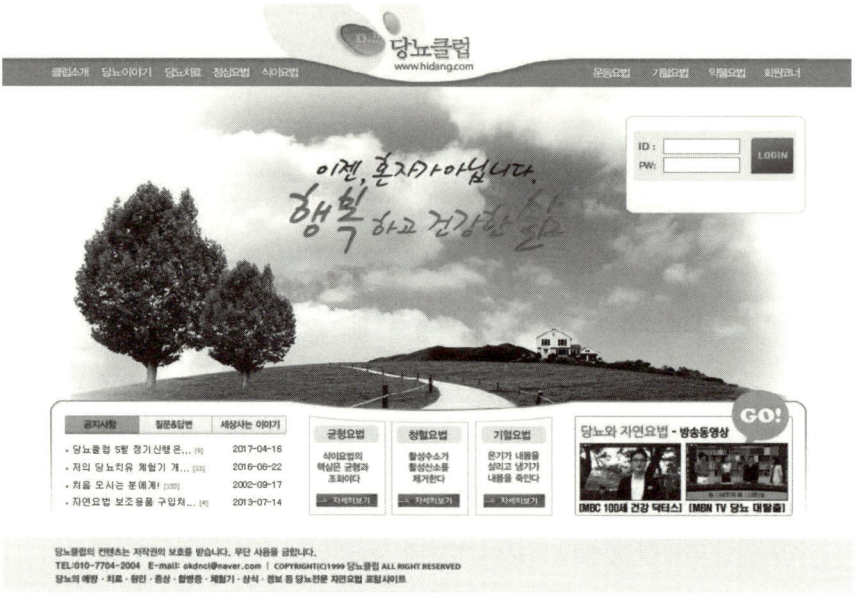

균형요법

식이요법의
핵심은
균형과 조화이다

청혈요법

활성수소가
활성산소를
제거한다

기혈요법

온기가 내 몸을
살리고, 냉기가
내 몸을 죽인다

몸이 항상성을 유지하기 위해서는 체내 영양이 언제나 조화와 균형을 이루어야 한다.
이를 위해서는 7대 필수 영양소와 50여종의 여러 영양소를 균형(均衡)있게 섭취하여 영양의 조화를 이루는 것이 중요하다.

생명을 유지하고 건강을 지키기 위해서는 신진대사가 원활히 이루어져야 하는데, 그러려면 혈액·점액·담즙·수액 등 각종 체액이 맑고 깨끗해야 한다. 이를 위해서는 좋은 물을 마시는 것이 최선이다.

인체는 기(氣)·혈(血)·수(水), 이 세가지가 서로 유기적으로 연관되어 있으므로 이들이 서로 통하면 아픔이 없고, 통하지 않으면 고통이 따른다. 이를 위해서는 경혈을 자극하여 기혈을 순환시켜야 한다.

당뇨의 예방 · 치료 · 원인 · 증상 · 합병증 · 체험기 · 상식 · 정보 등 당뇨전문 자연요법

TEL : 010-7704-2004 / E-mail : okdncl@naver.com